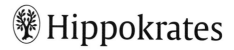

Homöopathie bei Rückenschmerzen

unter Berücksichtigung der
anthroposophischen Medizin

Johannes Wilkens (Hrsg.)

Mit Beiträgen von

Franziska Roemer
Georg Soldner
Markus Sommer
Johannes Wilkens
Claudia Witt

7 Abbildungen
3 Tabellen

Hippokrates Verlag · Stuttgart

*Bibliografische Information
der Deutschen Nationalbibliothek*

Die Deutsche Nationalbibliothek verzeichnet diese Publikation in der Deutschen Nationalbibliografie; detaillierte bibliografische Daten sind im Internet über http://dnb.d-nb.de abrufbar.

Anschrift des Herausgebers:
Dr. med. Johannes Wilkens
Alexander von Humboldt Klinik
Dr. Gebhardt-Steuer-Str. 24
95138 Bad Steben

Wichtiger Hinweis: Wie jede Wissenschaft ist die Medizin ständigen Entwicklungen unterworfen. Forschung und klinische Erfahrung erweitern unsere Erkenntnisse, insbesondere was Behandlung und medikamentöse Therapie anbelangt. Soweit in diesem Werk eine Dosierung oder eine Applikation erwähnt wird, darf der Leser zwar darauf vertrauen, dass Autoren, Herausgeber und Verlag große Sorgfalt darauf verwandt haben, dass diese Angabe **dem Wissensstand bei Fertigstellung des Werkes** entspricht.

Für Angaben über Dosierungsanweisungen und Applikationsformen kann vom Verlag jedoch keine Gewähr übernommen werden. **Jeder Benutzer ist angehalten,** durch sorgfältige Prüfung der Beipackzettel der verwendeten Präparate und gegebenenfalls nach Konsultation eines Spezialisten festzustellen, ob die dort gegebene Empfehlung für Dosierungen oder die Beachtung von Kontraindikationen gegenüber der Angabe in diesem Buch abweicht. Eine solche Prüfung ist besonders wichtig bei selten verwendeten Präparaten oder solchen, die neu auf den Markt gebracht worden sind. **Jede Dosierung oder Applikation erfolgt auf eigene Gefahr des Benutzers.** Autoren und Verlag appellieren an jeden Benutzer, ihm etwa auffallende Ungenauigkeiten dem Verlag mitzuteilen.

© 2008 Hippokrates Verlag in
MVS Medizinverlage Stuttgart GmbH & Co. KG
Oswald-Hesse-Straße 50, 70469 Stuttgart

Unsere Homepage: www.hippokrates.de

Printed in Germany

Umschlaggestaltung: Thieme Verlagsgruppe
Umschlaggrafik: Markus Voll, Fürstenfeldbruck;
 Karl Wesker, Berlin
Verwendete Fotos: Thieme Verlagsgruppe
Satz: Druckhaus Götz GmbH, 71636 Ludwigsburg
 gesetzt auf CCS Textline
Druck: Grafisches Centrum Cuno, 39240 Calbe

ISBN 978-3-8304-5386-4   1 2 3 4 5 6

Vorwort

Dieses Buch entspricht dem Wunsch vieler Kollegen, die wichtigsten Heilmittel aus der Homöopathie und der anthroposophischen Therapie zu verstehen und konkret bei den Rückenschmerzen einsetzen zu können.

In der Praxis wurde deutlich, dass sich die homöopathische und die anthroposophische Therapie hervorragend ergänzen. So stellt die anthroposophische Therapie ein Behandlungsverfahren dar, das relativ leicht erlernbar ist, das Grundbefinden der Patienten deutlich verbessert und im Sinne einer organotropen Therapie die „Schwachstelle Rücken" stärkt. Die homöopathischen Arzneimittel wiederum sind bewährt, um darüber hinaus den einzelnen Behandlungsverlauf zu optimieren, um zweitens bei chronischen Krankheiten durch Berücksichtigung von Konstitution und Einzelfall eine tiefgreifende Wirkung auf den Organismus zu erzielen. Schließlich gibt es in der Homöopathie zahlreiche bewährte Indikationen bei Rückenschmerzen, die sich insbesondere von dem Auslöser (Causa) ableiten.

Das vorliegende Buch enthält folgende Beiträge, die ich besonders hervorheben möchte:

Georg Soldner und Markus Sommer bieten mit ihrem Artikel über die Bedeutung der Wirbelsäule und die Pathogenese von Wirbelsäulenerkrankungen eine anspruchsvolle erkenntnistheoretische Grundlagenarbeit zum Verständnis der Wirbelsäulenerkrankungen dar, wodurch eine klare Ratio für die Wahl der spezifischen Heilmittel ersichtlich wird.

Franziska Römer gibt in ihrem Artikel einen ausführlichen Einblick in das spezifische WALA-Verfahren mit den Disci-Produkten. Es handelt sich dabei um ein Verfahren, das sich im Rahmen der anthroposophischen Medizin in jahrzehntelange Erfahrung bisher am besten bewährt hat und infolge der leichten Erlernbarkeit zu schnellen Erfolgserlebnissen führt und sich so bestens zur Einführung eines alternativen Schmerztherapieprogrammes im Rückenbereich bewährt.

Frau PD Dr. Claudia Witt danke ich für die Ausarbeitung der Ergebnisse des spezifischen Teilbereiches ihrer großen Praxisstudie. Ihre Ergebnisse sind in die Beschreibung der zentralen homöopathischen Mittel eingeflossen. In Kombination mit den Disci-Produkten steht den Behandlern damit erstaunlich breite und effektive Möglichkeiten der Behandlung zur Verfügung, die sich in der Regel wunderbar ergänzen.

Im Bereich der Homöopathie habe ich versucht, die Kreuzotter und die Kreuzspinne vertiefend darzustellen. Beide Tiergifte sind von unschätzbarem Wert in der Behandlung von chronischen Schmerzpatienten und leider viel zu wenig in ihrer Bedeutung bekannt.

Mein Dank gilt allen Autoren, die sich zur Verfügung gestellt haben, Herrn Andrei Golovatiouk für die fruchtbaren Ergänzungen und Korrekturen und dem Hippokrates Verlag für die schnelle und unkomplizierte Zusammenarbeit.

Bad Steben,
Herbst 2007

Dr. med. Johannes Wilkens

Inhalt

Teil I Grundlagen

1 Einführung

Johannes Wilkens

Fast jeder kennt sie und kaum einer bleibt davon in seinem Leben verschont. Rückenschmerzen sind die Volkskrankheit Nummer 1. Bei Männern sind sie der häufigste, bei Frauen der zweithäufigste Grund für eine Arbeitsunfähigkeit. In der Regel sind die Beschwerden in den meisten Fällen nur von kurzer Dauer. Fast 90% der Rückenschmerzen sind nach 6–8 Wochen mit oder ohne Therapie verschwunden, lediglich 10% persistieren und zeigen eine Tendenz zur Chronifikation. Dann aber wird es schmerzhaft und teuer. Chronische Rückenschmerzen sind führend bei der Bewilligung stationärer medizinischer Heilbehandlungen der Rentenversicherung und bei der Begründung für Berufs- und Erwerbsunfähigkeit: fast 50 Prozent der Anträge auf vorzeitige Rentengewährung werden darauf zurückgeführt.

Obgleich die reale körperliche Arbeitsbelastung in den letzten Jahrzehnten erheblich abgenommen hat, nimmt die Anzahl von Haltungsschäden- und Schmerzen paradoxer Weise eher zu. Dies gilt in hohem Maß auch für Kinder.

In der Allgemeinarztpraxis nehmen die Myalgien, Neuralgien und Kreuzschmerzen seit Jahrzehnten eine zentrale Stellung ein. Einfache Myalgien, Arthropathien und Kreuzschmerzen sind führend in der Beschwerdesymptomatik und liegen weit vor fieberhaften Erkrankungen. So nimmt in Statistiken der Jahre 1977 bis 1980 sowie aus den Jahren 1991 bis 1996 die einfache Myalgie die 3. bzw. 2. Stelle, die einfache Neuralgie die 5.-11. Stelle in der allgemeinmedizinischen Behandlungspraxis ein. Dabei haben die Arthropathien und Rückenschmerzen eine eindeutige Rangverschiebung nach oben seit den 70er Jahren erfahren (vgl. Mader und Weißgerber 2002).

Gleichwohl lassen sich von allen Beratungsergebnissen der Gruppe Myalgien, Neuralgien und Arthropathien, Rückenschmerzen, Neuritiden nur bei einer Minderheit von Fällen wirklich wissenschaftliche exakte Diagnosen erstellen und nur bei rund 11% Krankheitsbilder klar klassifizieren. Daher ist das Symptom Rückenschmerz schon in der Allgemeinarztpraxis nur über die Klassifizierung von Symptomen oder Symptomgruppen eingrenzbar, die damit viel mehr den (funktionellen) homöopathischen Symptomenkomplexen ähneln.

Ein ähnliches Bild zeichnet sich bei den Ursachen von Wirbelsäulenbeschwerden. Rückenschmerzen können vielfältige Ursachen haben und in manchen Fällen ein erstes Symptom schwerer Systemerkrankungen darstellen. Etwa 1% der Menschen, die wegen Rückenschmerzen den Arzt kontaktieren, leiden primär unter einer Krebserkrankung, bei 4% findet sich eine Kompressionsfraktur, bei 1–3% ein Bandscheibenvorfall (Mayer 2007). Machen bereits die Bandscheibenerkrankungen einen überraschend geringen Anteil der Rückenbeschwerden aus, so sind auch andere schwere konstitutionelle Erkrankungen der Wirbelsäule wie die Skoliose in einem erstaunlich geringem Maße schmerzbehaftet, was nicht zuletzt eine aktuelle Studie belegt: In einer prospektiven Studie wurde der natürliche Verlauf von 117 Patienten mit einer diagnostizierten Skoliose über 50 Jahre beobachtet und mit einer Kontrollgruppe verglichen. Die Betroffenen litten im Verlauf etwas häufiger unter Rückenschmerzen und etwas vermehrt unter Luftnot bei Belastung. Insgesamt waren sie durch ihre unbehandelte Skoliose aber auch nach 50 Jahren nur wenig beeinträchtigt. Im Hinblick auf Alltagsaktivitäten, depressive Verstimmungen oder Sterblichkeit an Herz-Lungenerkrankungen fand sich kein Unterschied zwischen den von der Skoliose Betroffenen und den Gesunden (Weinstein et al. 2003, zitiert bei Mayer 2007).

Damit wird deutlich, dass ein großer Teil der Rückenschmerzen eher Ausdruck funktionell-psychischer Probleme sind. Gestützt werden diese Aussagen von den Ergebnissen der Quebec-Studie (zitiert bei Gmünder und Kissling 2002), welche über die Dauer von drei Jahren 2342 Personen verfolgen konnte, die ihre Arbeit wegen Rückenschmerzen aufgeben mussten, wie auch der prospektiven longitudinalen Studie von N. Boos et al., die bei 46 asymptomatischen Personen nachweisen konnten, dass nicht die im MRI dokumentierten morphologischen Veränderungen eine chronische Entwicklung von Kreuzschmerzen voraussagen lassen, sondern die Schmerzsymptomatik mit der Arbeitszufriedenheit und anderen psychologischen Aspekten korreliert (zitiert bei Gmünder und Kissling, 2002).

Noch weiter gehen die Empfehlungen von Keel, der diagnostische und therapeutische Maßnahmen seitens des Arztes als weitere Risikofaktoren für die Chronifizierung von Rückenschmerzen diskutiert. Er meint hier zum einen die unermüdliche Suche nach einer Einzelursache, die jedoch bei multifaktoriell bedingten funktionellen Beschwerden wie persistierenden unspezifischen Kreuzschmerzen an ihre Grenzen stößt. Leicht würden irrelevante Anomalien oder degenerative Veränderungen der Wirbelsäule als alleinige Ursache der Schmerzen interpretiert, woraus entsprechende schmerztherapeutische Maßnahmen und die Verordnung von Ruhe resultierten. Diese jedoch können durch die damit verbundene Inaktivität eine Schmerzverstärkung nach sich ziehen. Problematisch ist nach Keel auch ein immer noch bestehendes dichotomes Denken: Wird keine organische Ursache gefunden, so wird eben eine psychogene Ursache postuliert. Dies jedoch kann, wenn keine psychische Ursache gefunden wird, zu Frustrationen und einer Verschlechterung der Arzt-Patienten-Beziehung führen. Wünschenswert dagegen sei ein Umgang, der verschiedene biologische, psychologische und soziale (einschließlich beruflichen) Dimensionen verbindet (vgl. Keel 1997).

Pointiert kann man formulieren: Langsam ist die Wissenschaft dem Volksmund auf der Spur. Zahlreiche umgangssprachliche Formulierungen – „das Rückgrat gebrochen bekommen", „sein Kreuz tragen", „sich verhoben haben", „niedergedrückt werden", „geknickt sein", „etwas er-tragen" usf. – zeigen deutlich Beziehungen zwischen seelischem Erleben und Schmerzproblematik auf und kommen damit der „Wirk-lichkeit" oft näher als ein CT. Mechanische Erklärungen sind damit gerade bei dieser Erkrankung, bei der Arzt und Patient am ehesten eine mechanische Behinderung erwarten würden, erstaunlicherweise eher die Ausnahme als die Regel.

2 Die konventionellen Grundlagen der Behandlung von Rückenschmerzen

Johannes Wilkens

2.1 Pathogenese

Akute und chronische Rückenschmerzen werden aus konventioneller Sicht in den meisten Fällen durch Muskelverspannungen ausgelöst. Die überspannten oder verhärteten Muskeln stellen ein Reiz für in der Nähe liegende Nerven dar. Die pathophysiologischen Vorstellungen gehen von dem Modell der Schmerzrezeptoren aus, die im gesamten Körper in unterschiedlicher Dichte verteilt sind. Diese reagieren auf Reize wie Druck, Hitze, Kälte oder körpereigene chemische Substanzen, die Schmerzmediatoren. Durch eine Gewebeschädigung oder eine Entzündung werden Schmerzmediatoren und damit auch die Schmerzrezeptoren aktiviert. Gleichzeitig bilden sich schmerzverstärkende Substanzen, welche die Empfindlichkeit der Schmerzrezeptoren steigern. Die Schmerzreize gelangen über Nervenbahnen zunächst ins Rückenmark und von dort weiter ins Gehirn, wo sie von mehreren Zentren weiterverarbeitet bzw. gespeichert werden.

Dieses rein mechanische Modell ist nicht ohne Widersprüche, da es im Alltag häufig keinen Zusammenhang zwischen Verschleißerscheinungen oder der Beschädigung einer Bandscheibe und den Schmerzen des Patienten gibt. Wie oben bereits erwähnt, zeigen Studienergebnisse wie auch der ärztliche Alltag Patienten, die trotz massiver Verspannungen und Abnutzungszeichen der Wirbelsäule und der Bandscheiben keine Schmerzen haben, während andere bei leichten oder gar keinen Veränderungen sehr starke Schmerzen empfinden. Rückenschmerzen sind somit schon konventionell betrachtet sehr individuell und gehorchen nur ungern einem einheitlichen Maßstab.

Zunehmend diskutiert wird daher ein multidimensionales Konzept (Basler 1999), das die psychische und die soziale Beeinträchtigung wie auch die beruflichen Folgen berücksichtigt und den Schmerz existentialistischer betrachtet. Nach diesem Konzept ist ein Schmerz desto stärker chronifiziert, je stärker er sich auf Erleben und Verhalten des Patienten in Alltag und Beruf auswirkt. Mechanische Überbelastung am Arbeitsplatz tragen zu dem erhöhten Risiko einer akuten Rückenschmerzepisode und zur Chronifizierung bei. Mehr noch aber scheinen „psychische Überlastungen" dazu beizutragen. So konnte eine sehr starke Beziehung einer Chronifizierung zur psychosozialen Belastung gefunden werden. Insbesondere die Unzufriedenheit mit der Arbeit nimmt eine zentrale Bedeutung ein. Je unzufriedener ein Patient mit seinen Arbeitsbedingungen ist, desto höher ist die Wahrscheinlichkeit, dass er nach einer akuten Rückenschmerzepisode nur verzögert an den Arbeitsplatz zurückkehren wird. Weitere Faktoren sind ein geringer individueller Entscheidungsfreiraum und geringe Unterstützung am Arbeitsplatz im Zusammenhang mit schmerzbedingten Fehlzeiten. Auch eine Instabilität der Familie der Betroffenen und eine dadurch bedingte fehlende soziale Unterstützung erhöhen die Chronifizierungstendenz.

Gehäuft tritt eine Kombination von chronischen Schmerzzuständen und Depressionen auf. Patienten mit einem chronischen Rückenschmerz zeigen nach einer Studie von Atkinson 1991 (Literatur bei Basler) das neunfache Risiko einer depressiven Erkrankung.

Insgesamt wird somit schnell deutlich, dass man gerade beim Rückenschmerz von einem alleinigen monokausalem und auch pathophysiologischem Ansatz abgeht und verstärkt psychologische und soziale Faktoren einfließen lässt – und zwar umso mehr, als weder nationale noch internationale Leitlinien bestimmte Behandlungsempfehlungen aussprechen. Das ist nicht überraschend, weil randomisierte Studien bislang keine Überlegenheit einer bestimmten Therapie gegenüber anderen Therapieoptionen als Kontrollgruppe zeigen konnten (Literatur bei Endres et al. 2007).

2.2 Therapie

Für die akute Schmerzbehandlung wurde lange Zeit Bettruhe einzuhalten empfohlen. Diese Meinung hat sich in den letzten Jahren eher umgekehrt. Es ließ sich zeigen, dass eine zweitägige Bettruhe einer siebentägigen Bettruhe überlegen ist. Längere Bettruhe führt zu einem Verlust von Muskelkraft und von Knochendichte. Bessere Ergebnisse zeigen sich dann, wenn die Patienten sich trotz der Schmerzen in ihren Alltagsaktivitäten nicht beeinflussen lassen.

Als Optimum einer Rückenschmerzbehandlung gilt heute die Verbindung von Physiotherapie, psychologischer und sozialer Betreuung und einer medikamentösen Therapie sowie – nach den doch erstaunlichen Ergebnissen der GERAC-Studie (Endres et al. 2007) – einer Akupunkturbehandlung. Leider ist dieses nicht nur bei Ärzten, sondern auch bei den Patienten in der Regel wenig bekannt.

2.3 Medikation

Die meisten Schmerzpatienten erwarten nach wie vor eine medikamentöse Behandlung, d. h. in der Regel eine Therapie mit Schmerzmitteln. Wird hier vom Arzt nicht mit Spritzen und Tabletten eingegriffen, zeigen sich viele Patienten unzufrieden und wechseln nur zu gerne den Arzt. Der Arzt ist nach Ansicht der Patienten geradezu verpflichtet, zur Spritze greifen!

Treten Rückenschmerzen erstmals auf oder handelt es sich um lokale Muskelverspannungen durch Entzündung, Verletzung oder degenerative Wirbelsäulenerkrankungen, sind Ruhigstellung, physikalische Maßnahmen, ASS, Paracetamol oder Ibuprofen die Mittel der Wahl, eventuell in Kombination mit Muskelrelaxantien. Bei diesen kommen antinozeptive, analgetische und sympatholytische Effekte zum Tragen. Sedierende und stimulierende Effekte werden nicht beobachtet.

Osteogene Schmerzen werden mit Biphosphonaten oder (seltener) Calcitonin angegangen. Bei

Neuropathieschmerzen stehen die Antidepressiva, teilweise gekoppelt mit NSAR oder Opioidanalgetika im Vordergrund.

Bei Patienten mit chronischen Rückenschmerzen von mehr als drei Monaten Dauer muss auch an den Einsatz von retardiertem Morphin gedacht werden.

Allerdings sind Schmerzmittel nicht ohne Nebenwirkungen. Bei den peripheren Analgetika sind nach wie vor Analgetikanephropathien zu befürchten, besonders dann, wenn Kombinationspräparate eingesetzt werden (gehäuft in der Kombination aus Paracetamol und Coffein). Mind. 10–15 % der dialyspflichtigen Nierenerkrankungen gehen nach wie vor auf diese Form des Schmerzmittelabusus zurück (Glaeske 1996). Paracetamol ist ähnlich gut wirksam wie die anderen Medikamente, hat aber weniger Nebenwirkungen. Acetylsalicylsäure, Diclofenac, Ibuprofen können, besonders bei längerem Gebrauch, zu Magenblutungen führen.

Bei den Opioiden sind die zentral nervösen Symptome wie herabgesetzte kognitive Leistungsfähigkeit, Neigung zu Albträumen, der lästige Juckreiz und die Obstipation zu nennen. Auch die Ödemneigung, der Libidoverlust oder eine sekundäre Amenorrhoe sind nicht selten. Bei alten Menschen kommt ergänzend hinzu, dass die Gefahr eines Sturzes sich selbst bei der relativ gut verträglichen transdermalen Behandlung durch nachlassende Konzentrationskraft häuft. Nach den bisherigen Studien ist bei chronischen Schmerzsyndromen durch Opioide nur eine 50 % Schmerzreduktion möglich. 20 bis 40 % der Patienten mit schwerem Schmerzsyndromen sprechen auf die Opioide gar nicht erst an (Klinger und Maier 1999).

Lassen sich mit den nichtsteroidalen Antiphlogistika mehr die peripheren Schmerzen und mit den Opioiden die zentralen Schmerzen beeinflussen, so ist durch den Einsatz von Psychopharmaka eine weitere Form der Schmerzbehandlung möglich geworden, die mehr der emotionalen Verarbeitung des Schmerzen zugeordnet werden kann. Mit Rückenschmerzen gehen meistens Depressionen einher. Selbst in Nervenarztpraxen sind Schmerzsyndrome mit 33 % die häufigsten psychiatrischen Syndrome neben den Depressionen. Wie oben dargestellt zeigt sich eine Verbindung von Schmerz mit emotionalen Konflikten oder psychosozialen Problemen. Chronische Schmerzen und Depressionen überschneiden sich erheblich. Man kann häufig bei Rückenschmerzen von einer somatisierten oder larvierten Depression sprechen. Entsprechend erscheint eine Therapie mit Antidepressiva sinnvoll zu sein, was sich auch durch Studien belegen lässt (Tegeler 1999).

Letztlich hat sich so in der konventionellen Schmerzbehandlung eine annähernde Dreigliederung der medikamentösen Schmerztherapie durchgesetzt: Der periphere Schmerz wird mit NSAID behandelt, der „emotionale" Schmerz mit Antidepressiva, der zentrale Schmerz mit Opioiden.

3   Behandlungskonzept

Johannes Wilkens

Vor dem Hintergrund der beschriebenen Problematik bekommt ein Behandlungsansatz aus dem Bereich der Homöopathie und der anthroposophischen Medizin, die mit Seelenproblemen und korrelierenden funktionellen Störungen konkret rechnet, eine zentrale Bedeutung. Schon das Weltbild der Homöopathie, das in sich einen dynamischen Ansatz verfolgt, kann hier wesentlich weiter helfen. Mehr aber noch wird man dieses von der anthroposophischen Medizin erwarten dürfen, die sich umfassend um eine Erkenntnis der Erkrankung aus der Pathophysiologie heraus bemüht, diese mit bestimmten Prozessen der äußeren Natur korreliert und durch ihre Ableitungen für Therapie, Arzneistoff- und Arzneimittelwahl konkret für die Praxis handhabbar werden lässt.

Die Autoren dieses Buches wollen hier einen pragmatischen Ansatz skizzieren, der von jedem Therapeuten recht leicht erlernbar ist und in der Regel schnell zu guten Erfolgserlebnissen führen wird. Dabei können sich die Heilmittel der anthroposophischen Medizin und der Homöopathie in einer guten Weise ergänzen.

So wird man sich in einem ersten Schritt die bei Rückenschmerzen zentralen Disci-Präparate leicht aneignen können, um dann im Laufe der Zeit weitere Differenzierungsmöglichkeiten der Homöopathie dankbar mit einzusetzen. Möglich und in der Praxis der Autoren bewährt ist eine Kombination beider Verfahren. Dabei wirken in der Regel die hier vorgestellten Medikamente der anthroposophischen Medizin stärker organotrop, stabilisieren den Rücken, wohingegen die individuelle Gabe der Homöopathika auf eine Therapie des ganzen Menschen zielt. Die unterschiedlichen Aspekte der beiden Therapien verdeutlicht Tab. 1.

Durch die Verlaufsstudie von Witt (Witt 2005) kann schon jetzt gezeigt werden, dass eine homöopathische Behandlung der Rückenbeschwerden eine erstaunliche Verbesserung gerade bei chronisch schwerem Verlauf zeigt. Für ein medikamentöses Behandlungskonzept der anthroposophischen Medizin mit den Disci-Präparaten bleibt eine genaue Untersuchung noch abzuwarten. Immerhin zeigt eine retrospektive Studie von Härter (Härter 1995), dass mit den Disci-Präparaten ähnlich wie durch Akupunktur und klassische Homöopathie langfristige Besserungen erzielt werden können.

Nach Überzeugung der Autoren ist ein Behandlungsprogramm, das die Behandlungssystematik der anthroposophischen Medizin und der Homöopathie aufnimmt relativ unkompliziert erlernbar und führt zu deutlich verbesserten Ergebnissen in der Behandlung der Patienten. Es zeigt sich in den Praxen der Autoren sowohl bei Patient wie Arzt eine zunehmende Zufriedenheit, so dass durch eine so erweiterte medizinische Therapie auf breiter Front erhebliche Verbesserungen teilweise sogar in hoffnungslosen Fällen erwartet werden darf.

Tab. 1 Vergleich von Anthroposophischer Medizin und Homöopathie bei Wirbelsäulenbeschwerden

	Anthroposophische Medizin	**Homöopathie**
Ziel	spezifische Anregung der Organbildeprozesse der Wirbelsäule und der Aufbauprozesse der Bandscheibe, Belebung der Bildekräfte („Ätherkräfte")	individuelle Therapie Stärkung der „Lebenskraft"
Arzneimittelfindung	Gesucht werden Arzneimittel, die in der Natur funktionell ähnliche Prozesse vollziehen wie in der Pathophysiologie sich solche im Körper zeigen (s. Kap. 4) Eine besondere Beziehung besteht zwischen den Metallen und den sieben wichtigsten Organen im Körper: Stannum/ Leber, Milz/Blei, Niere/Kupfer, Herz/Gold, Lunge/Quecksilber, Geschlechtsorgane/Silber, Galle/Eisen, deren Störungen auch auf die Wirbelsäule ausstrahlen	Arzneimittelwahl bei akuten Beschwerden nach Causa WS-Abschnitt Begleitbeschwerden bei chronischen Beschwerden personotrop, meistens über Mineralien
Verlauf	Differenzierung akut chronisch organspezifische Krankheiten	Differenzierung akut chronisch
Verabreichung	Injektion, Globuli, Suppositorien, Unguentum, Gelatum, Bäder, Wickel	Globuli, Tropfen

Teil II   Anthroposophische Therapie

4 Die menschliche Wirbelsäule und deren Pathologie

Markus Sommer, Georg Soldner

4.1 Die besondere Gestalt der menschlichen Wirbelsäule

Wenn ein Rückenschmerz die Fähigkeit beeinträchtigt, frei stehen zu können, wird uns die Bedeutung der aufrechten Haltung des Menschen, der Aufrechte an sich bewusst. Dass sich die menschliche Gestalt in einzigartiger Weise zwischen Himmel und Erde stellen kann, verdankt sie der Wirbelsäule, die – sensibel die Gleichgewichtsverhältnisse wahrnehmend – in jedem Augenblick neu die Aufrechte sucht, aus der sie zu jeder Bewegung hin sofort aktiv ausgelenkt werden kann, um alsbald wieder in ihr labiles Gleichgewicht zurück zu finden. Diese dem Menschen eigene aufrechte Haltung entlastet unsere obere Extremität von der Stützung des Rumpfes. Sie ermöglicht eine Freiheit der Hand, damit auch ein tätiges Eingreifenkönnen des Menschen, wie es nirgendwo im Tierreich erreicht wird. Die Entlastung des Schultergürtels und das Balancieren des gewissermaßen in die „Schwerelosigkeit" gehobenen Kopfes über der Wirbelsäule wiederum hat deutliche Konsequenzen für Kommunikation und Ausdrucksfähigkeit des Menschen: sie ermöglicht die freie Bildung des Wortes

Ganz anders ist dies in der Tierwelt: Die Wirbelsäule des Tieres umspannt in ihrer Grundgestalt mehr oder minder einen Bogen zwischen Vorder- und Hinterextremität, die eine von der menschlichen Wirbelsäule grundlegend verschiedene Funktionsgestalt aufweist.

Neben der Aufrichtung ist die menschliche Achse von einem rhythmischen Wechsel von Ruhe und Beweglichkeit geprägt. Die Ruhe des Kopfes hat ihre Basis in der Wölbung des Hinterhauptes, welches aus verschmolzenen kranialen Wirbeln gebildet wurde, die ihre gelenkige Beweglichkeit zueinander aufgegeben haben. Auf diese kyphotische Geste vollkommener Ruhe folgt sogleich der beweglichste Teil der gesamten Wirbelsäule mit der Halswirbelsäule: sie ermöglicht es, das Haupt in alle Raumesrichtungen zu drehen und zu neigen. Die Grundgestalt der gesunden Halswirbel-

säule besteht in einer deutlichen Lordose und wir werden in der Folge sehen, dass eine Lordose immer Beweglichkeit repräsentiert, während die Kyphose zur Ruhe führt. Dies zeigt sich sogleich in der folgenden Brustwirbelsäule, die sich leicht kyphotisch nach vorne zum Thorax wendet. Während der Thorax selbst durch fortwährende rhythmische Bewegung gekennzeichnet ist, verbleibt die ihn bestimmende Achse, die Wirbelsäule, in weitgehender Ruhe. Die Lordose der Lendenwirbelsäule dagegen ermöglicht ein Schwingen in der Vertikalrichtung beim Gehen wie auch eine Drehung in der Horizontalen und Seitneigung. Ihr folgt wieder ein in sich bewegungsloses Massiv verschmolzener Wirbel, die das kyphotische Kreuzbein bilden, welches die Schwere des Leibes über die – mit nur geringer Beweglichkeit ausgestatteten – Ileosakralgelenke an das Beckenmassiv und damit an die Beine ableitet. Die Wendung des anschließenden, beim Menschen nur rudimentären Steißbeins ist inkonstant.

Wir sehen: Mit dem Wechsel von Lordose und Kyphose, von äußerst beweglichen und unbeweglichen, statischen Abschnitten ist die Gestalt der Wirbelsäule rhythmisch gegliedert. Sie trennt und vermittelt somit in gewisser Weise Oben und Unten, Licht und Schwere, Beweglichkeit und Ruhe, Sinnes- und Gliedmaßenaktivität, sie ermöglicht dem Menschen ein „Nach-Oben-Blickender" (ανθρωποσ, anthropos) und doch gleichzeitig ein fest Auf-der-Erde-Stehender werden zu können.

■ Die Wirbelsäule als Organ des Rhythmischen Systems

Ein Geheimnis der Wirbelsäule offenbart sich in ihrer Mitte: Die von den Querfortsätzen der Brustwirbelsäule ausgehenden 12 Rippenpaare bilden den nach oben geschlossenen, nach unten sich öffnenden, beweglich-ruhigen Brustraum. Hier vermitteln die sich mit ihm weitenden und zusammenziehenden Lungen zwischen außen und innen, zwischen Luft und Blut. Das Herz empfängt und staut den herankommenden Strom venösen Blutes und verwandelt ihn gemeinsam mit der Lunge in arterialisierten Puls, der vom Zentrum zur Peripherie geschickt wird. Im Vollzug der Atmung kommt es zu einem fortwährenden leichten Aufrichten und Wenden der Wirbelsäule nach hinten und nachfolgenden Zusammensinken und Wenden nach vorn. Betrachtet man diese rhythmischen Vorgänge, so wird deutlich: Herz, Lunge und Wirbelsäule bilden eine aufeinander bezogene und sich wechselseitig beweglich gestaltende Einheit, das so genannte „rhythmische System", wie es von Rudolf Steiner (1861–1925) beschrieben worden ist. Das rhythmische System stellt in der anthroposophischen Medizin neben dem Stoffwechsel-Gliedmaßen-System und dem Nerven-Sinnes-System eines der drei physiologischen, funktionalen Systeme dar. Es vermittelt ausgleichend zwischen den polaren anderen genannten Systemen. So ist das Nerven-Sinnes-System beispielsweise durch äußere Ruhe geprägt, das Stoffwechsel-Gliedmaßen-System durch Beweglichkeit. Das rhythmische System vermittelt beides, was z. B. am Herzen durch die regelmäßige Abfolge von Systole – Innehalten – Diastole sichtbar wird. Da dauerhaft wirkende Einseitigkeiten auf die Dauer zu Krankheit führen, gehen vom rhythmischen System Gesundungsimpulse aus. Innerhalb der anthroposophischen Medizin werden in der Regel Herz und Lunge als Zentren des rhythmischen Systems erlebt, der Anteil, welchen die Wirbelsäule am rhythmischen System hat, wurde dagegen bisher nicht ins Auge gefasst. Er wird umso deutlicher, wenn man bedenkt, dass jede Bewegung der Thoraxorgane sich in Druckschwankungen der venösen Plexus der Wirbelsäule umsetzt und so einen Liquorstrom impulsiert, der vom Brustraum aus gleichermaßen ins Haupt wie ins Kreuzbein pulst. Bei Eingriffen an der hinteren Schädelgrube kann dieser rhythmische Liquorstrom wie eine an- und abschwellende Brandung unmittelbar beobachtet werden.

Neben den rein körperlichen Vorgängen lassen sich auch Bezüge des rhythmischen Systems zu Geist und Psyche aufzeigen: In der rhythmisch bewegten Leibesmitte lebt das Gefühl, das eigentlich Seelische des Menschen: jede Freude, jeder Schmerz wird in Veränderungen der Atmung, des Pulsschlages, der Haltung offenbar. Sein Lebenszentrum hat das rhythmische System im Herz-

Kreislauf-Geschehen, in dem sich Flüssig-Festes, Atemgase und Eigenwärme verbinden. In der Lunge öffnet sich dieses System zur Umwelt, verbindet sich mit ihr bis in die Sprache hinein. Ihre Basis, ihren Rückhalt bis ins Mineralisch-Feste findet die Mitte des Menschen in der Wirbelsäule.

Ihren Zusammenhang nicht nur mit dem Gefühl, sondern mit dem persönlichen Werdegang, mit der Entwicklung der menschlichen Individualität offenbart die Wirbelsäule nicht selten in den Krisen der Lebensmitte. So erreicht der Bandscheibenvorfall als infarktähnliches Krankheitsbild der Wirbelsäule zwischen dem 35. und 40. Lebensjahr seine größte Häufigkeit. Nie ist er als rein mechanisches Geschehen zu verstehen, immer ist er in das Ganze des Lebens eingebunden.

Im Folgenden soll in der Ontogenese der Wirbelsäule ihr Zusammenhang mit der Individualität des Menschen aufgezeigt werden. Dafür ist es sinnvoll, einen Blick auf die Entwicklung der Wirbelsäule auch in der Embryonalentwicklung zu werfen. Aus diesen Erkenntnissen wiederum leiten sich Konsequenzen für Pathogenese und Therapie ab.

4.2 Die Bildung der Wirbelsäule

Die erste Woche der Embryonalentwicklung steht unter dem Leitmotiv der **Einheit**, deren räumlicher Ausdruck in der Form der Kugel besteht. Dies ist die Gestalt der Eizelle ebenso wie des aus ihr hervorgehenden maulbeerförmigen Zellhaufens (Morula) und der sich dann bildenden Hohlkugel der Blastozyste. Die Differenzierung in die **Zweiheit** des Embryoblasten, aus welchem sich später der Embryo bildet und des Trophoblasten, der sich zur Plazenta wandelt, schlägt am Ende der ersten Woche ein neues Motiv an. Es erfolgt die Spaltung in eine Zweiheit, welche die zweite Embryonalwoche prägt, die ihren Auftakt mit der Einnistung in der Gebärmutterschleimhaut nimmt. Als gewissermaßen extraembryonale Bildungen formen sich der primäre Dottersack unter und die Amnionhöhle über dem künftigen Keim, der sich zwischen beiden als zunächst ovale Fläche zweidimensional ausspreitet. Zunächst besteht er aus zwei Schichten, dem unten befindlichen **Entoderm**, das mit dem Dottersack und dem dieses überlagernden **Ektoderm** in Beziehung steht. So entsteht ein Oben und Unten, während die anderen Raumrichtungen noch nicht definiert sind (vgl. Verhulst 1999).

Die dritte Woche wird durch die Entwicklung eines dritten Ursprungsgewebes und die Ausbildung einer **Körperachse** bestimmt, die später von der Wirbelsäule gebildet werden wird. Nach Auftreten dieser Achse ist räumlich auch vorne und hinten, links und rechts bestimmt und die Voraussetzung für die spätere raumgreifende Abfaltung der Ursprungsfläche zu einem Körper geschaffen. Etwa in der Mitte der Fläche verschmelzen Ento- und Ektoderm in einem streifenförmigen Abschnitt, den man den **Primitivstreifen** nennt. Aus dem von dieser Region aus durch Zellteilung entstehenden, nach vorne zwischen die Ursprungsblätter ziehenden Zellstrom entsteht am 17. Tag der **Chordafortsatz** – aus ihm wird sich später die Chorda dorsalis („Rückensaite") entwickeln, die im weiteren Entwicklungsverlauf fragmentiert wird, wobei Anteile der Chorda in den Gallertkernen der Bandscheiben zu liegen kommen. Anderes Material strömt seitlich zwischen Ekto- und Entoderm und bildet das dritte Ursprungsgewebe oder Keimblatt, das intraembryonale **Mesoderm**, welches das nun erstmals entstandene „Innen" auszufüllen beginnt. Die Ausbildung dieser ersten präembryonalen Bildung mit Organcharakter markiert einen entscheidenden Moment der Entwicklung: „Zum ersten Mal ist damit das Keimmaterial auf eine zukünftige körperliche Gestalt hin orientiert. Mit der Bildung eines Chordafortsatzes ist (...) entschieden (!), dass aus dem soweit entwickelten Keim ein Individuum entstehen wird" (Hinrichsen 1990, S. 133). Bis zu diesem Zeitpunkt konnten durch Abspaltung noch eineiige Zwillinge entstehen, ab der Bildung des Achsenorganes gehört das Keimgewebe aber eindeutig einer spezifischen Individualität.

Für die Autoren sind diese Tatsachen auch deshalb von Bedeutung, weil sie auf die Wesensschicht des Menschen verweisen, die besonders mit der Wirbelsäule verbunden ist. Uns ist dies eine Hilfe für die biografische Einordnung von Erkrankungen dieses Organs, wodurch oft auch eine nachhaltigere Therapie über die Arzneigabe hinaus möglich wird. Hierzu sind folgende Überlegungen hilfreich:

Die oben beschriebenen Entwicklungsvorgänge, die sich zunächst als lebendige Wachstumsvorgänge entfalten und dann in der Leibesform ihren physischen Ausdruck finden, werden naturwissenschaftlich beschrieben. Darüber hinaus ist es ein entscheidendes Anliegen der anthroposophischen Medizin, auch immaterielle Aspekte des Menschen klar zu verfolgen und einzubeziehen, da der Mensch nicht nur als ein physisch-leibliches Wesen begriffen wird, sondern er auch – ebenso real – seelisch Aspekte umfasst und einen individuellen Wesenskern (das Ich). Dieses existiert vor dem Leib, verbindet sich, diesen mit gestaltend, mit ihm und löst sich nach dem Tod wieder aus diesem heraus, nun eine rein geistige Existenz durchlaufend, um sich später erneut mit einem sich entwickelnden Leib zu verbinden. So bringt es mit jeder Verkörperung bereits ein eigenes Wesen und Schicksal mit. 1907, lange bevor sich embryologisch der Zeitpunkt der „Individuation" festlegen ließ, welcher mit der Ausbildung erster Vorläufer der Wirbelsäule nach dem 17. Tag nach der Befruchtung zusammenfällt, beschrieb Rudolf Steiner (1985) als Resultat seiner geisteswissenschaftlichen Forschung eine erstaunliche Parallele: „Vom Moment der Befruchtung an ist diese heruntersteigende Individualität mit dem Resultat der physischen Fortpflanzung zusammengehörig. (...) In den ersten Tagen nach der Befruchtung wirkt freilich diese geistige Individualität, die herunterkommt, noch nicht auf die Entwicklung des physischen Menschen ein. (...) Das Eingreifen geschieht etwa vom achtzehnten, neunzehnten, zwanzigsten und einundzwanzigsten Tage nach der Befruchtung; da arbeitet dann schon mit dem werdenden Menschen das, was heruntergestiegen ist aus einer höheren Welt." Damit zeigt sich aber – und zwar unabhängig voneinander unter naturwissenschaftlichem und geisteswissenschaftlichen Blickwinkel – schon bei der Uranlage, dass die Chorda dorsalis und die spätere Wirbelsäule in einer besonderen Nähe zur Individualität des Menschen, seinem inneren Wesenskern, stehen.

Verfolgen wir die Embryogenese weiter, so wird der Chordafortsatz und die aus ihm hervorgehende Chorda dorsalis zum Ausgangspunkt entscheidender weiterer Gestaltungsvorgänge des embryonalen Leibes. Zunächst ballt sich mesenchy-

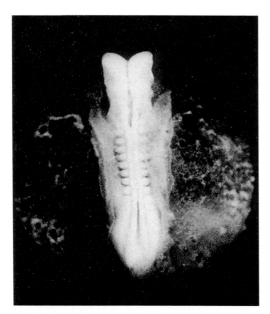

Abb. 1 Dorsalansicht eines 22-tägigen Embryo. Aus: Hinrichsen KV (Hrsg.): Humanembryologie. Heidelberg: Springer; 1990: 130. Mit freundlicher Genehmigung von Springer Science and Business Media.

males Gewebe beidseits der Chorda zu Seitenplatte und Somiten (so genannten „Urwirbeln" oder Ursegmenten), aus denen sich u. a. Rücken- und später Gliedmaßenmuskeln bilden werden. **Abbildung 1** verdeutlicht diese Entwicklung: Man er-

kennt den beginnenden Neuralrohrschluss und die zunehmende metamere Somitenbildung.

Über der Chorda – und von ihr induziert – wird sich die **Neuralrinne**, die an die Stelle des Primitivstreifens im Bereich des Ektoderms tritt, zum **Neuralrohr** einstülpen, unter der Chorda wird die zunächst paarige **Aorta** und unter dieser der Urdarm erscheinen, welcher aus einer Abfaltung des Dottersacks gebildet wird. In der Mitte, im Zentrum zwischen diesen Organanlagen steht die Chorda, die selbst als erstes Organ in Erscheinung getreten ist, die zu diesem Zeitpunkt Kristallisationskeim und Voraussetzung für die Verwirklichung der Bildungsimpulse ist und die selbst später in die Wirbelsäulenbildung einfließen wird. **Abbildung 2** zeigt die genannten Strukturen in einem Querschnitt durch einen 26 Tage alten Embryo. Zentral findet sich die Chorda dorsalis, darüber das Neuralrohr, darunter die noch paarige Aorta. Aus den Somiten entwickeln sich jeweils paarig Sklerotom (später Knochen), Myotom (später Muskelgewebe) und Dermatom (später Hautgewebe).

Bevor dem weiteren Schicksal der Chorda und ihren Wirkungen nachgegangen wird, soll sie selbst in ihren Qualitäten betrachtet werden. Die Chorda dorsalis, entwickelt aus Chordafortsatz über die Chordalplatte, bildet das erste eigentliche Stützorgan des Embryos. Sie bildet einen elastisch biegsamen, turgorstarken Stab, der von der

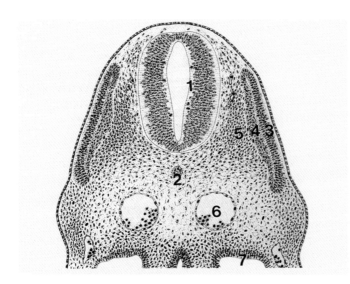

Abb. 2 Schnitt durch einen 4 mm langen, 26 Tage alten Embryo.
1 Neuralrohr
2 Chorda dorsalis
3 Dermatom
4 Myotom
5 Sklerotom
6 Aorta
Aus: Hinrichsen KV (Hrsg.): Humanembryologie. Heidelberg: Springer; 1990: 826. Mit freundlicher Genehmigung von Springer Science and Business Media.

späteren Anlage der Adenohypophyse bis zur Region des späteren Steißbeines ausgespannt ist. Selbst ist die Chorda vollkommen ungegliedert und doch geht von ihr alle segmentale Gliederung des Leibes aus. Eine feste Perichordalscheide umgibt die wasserreichen Kugelzellen und ermöglicht so den hohen Flüssigkeitsdruck im Inneren, welcher dem Gebilde seine prall-elastische Festigkeit gibt. Hier wird das erste Kollagen gebildet, glykosaminoglykanhaltige und kieselreiche Matrix entsteht, über die wohl wesentlich die gliedernde Wirkung der Chorda auf die Umgebungsstrukturen vermittelt wird. Mit großen, runden, klaren, stark kaliumhaltigen Zellen im Inneren erinnert die ganze Bildung an Verhältnisse im Pflanzenleib, der durch ähnliche Zellcharakteristiken geprägt ist.

Nachdem die plastischen Qualitäten der Chorda dorsalis (wörtlich übersetzt „Rückensaite") betrachtet wurden, möchten wir auch auf die „musikalischen" Aspekte der Chorda verweisen. Denn „Chorda" heißt auf griechisch „Saite", das Monochord leitet seinen Namen hiervon ab. Charakteristische Grundeigenschaft der Saite ist ihr Schwingungsvermögen. Der Begriff „Chorda" ist damit auch im Hinblick auf die Chorda dorsalis gut gewählt, denn tatsächlich vollzieht bereits der Chordafortsatz eine Grundschwingung, die auch für den menschlichen Keim typisch ist. Vergegenwärtigen wir uns: Als erstes Achsenphänomen kann (beim Blick „von oben") eine streifenförmige Wachstumsvermehrung im Ektoderm beobachtet werden. Zwischen Ekto- und Entoderm formt sich der Chordafortsatz; dieser verschmilzt nun nach unten (das wird später ventral sein) mit dem Entoderm im Bereich des Urdarmdaches – jetzt spricht man von der Prächordalplatte – und kehrt anschließend, sich aus dem Entoderm wieder herauslösend, in die Mitte zurück. Die Mittellage ist also keine primär gegebene, sie findet sich, vom Ektoderm kommend, einen Moment in der Mitte anhaltend, sich ins Entoderm fügend und dann in mittlere Lage zurückkehrend erst ein. Die allerfrüheste Achsenanlage des Menschen vollführt somit gewissermaßen eine dorso-ventrale Schwingung, die später die Menschenwirbelsäule auch in ihrer äußeren Gestalt so typisch charakterisieren wird. (Für den anthroposophischen Arzt ist diese Bildungsbewegung der Leibesachse

insofern bemerkenswert, als in ihr eine Bewegung erscheint, welche einer Grundübung der Heileurythmie entspricht, die gerade auch bei Wirbelsäulenleiden erfolgreich eingesetzt wird, das sogenannte „I-A-O" an der Gestalt. Die Übung besteht darin, dass die Körperachse leicht nach dorsal und ventral geneigt wird, um sich dann in der aufrechten Mitte einzufinden.)

Kann schon die erste Ausbildung der Neuralanlage nur bei Anwesenheit von Chordamaterial erfolgen, so gilt dies erst recht für seine rhythmisch metamere Gliederung. Nach Entfernung der Chorda bildet die Neuralanlage lediglich eine ungegliederte Nervenplatte aus, die Bildung von Spinalnerven, Wirbeln und Bandscheiben unterbleibt. Aber auch die Gliederung des gesamten Leibes erfolgt zunächst in rhythmischer Metamerie (Rippen, Rumpfmuskulaturgliederung sowie Dermato- und Myotomfolge sind später Konsequenzen dieser Grundgliederung des Leibes). Dieser Vorgang setzt mit der Somitenbildung ein, welche die 3. Embryonalwoche abschließt und sich absteigend vom Okzipitalbereich nach kaudal vollzieht. Die aus dem Mesenchymgewebe des mittleren Keimblattes geformten Somiten differenzieren sich von außen nach innen paarig jeweils zu einem Dermato-, Myo- und Sklerotom, wie sie bereits auf **Abb. 1** zu sehen waren. Letzteres geht in die Bildung der knöchernen Wirbelsäule ein. Bald werden im Gewebe, welches die Chorda umgibt, rhythmisch auftretende Zellverdichtungen erkennbar, welche die Bandscheibenanlagen bilden. In diesen Regionen findet sich jetzt auch eine Zellverdichtung der Chorda selbst, deren Gepräge an diesen Stellen an die Schwingungsknoten einer angeschlagenen Saite erinnert, während der aufgelockerte Bereich dazwischen, um den sich der Wirbelkörper bilden wird, dem Schwingungsbauch der Saite zu entsprechen scheint (**Abb. 3**). Gut ist auf dieser Abbildung die „Schwingung" der in der Mitte des „Wirbelsäulenfeldes" gelegenen Chorda zu erkennen. Die Pfeile markieren die Bandscheibenanlagen, auf deren Höhe zunächst eine Zellverdichtung der Chorda vorausgegangen ist (Sterne).

Auf einem Querschnitt durch die **Bandscheibenanlage** findet man die Chorda dorsalis im Zentrum, die – von der Gestalt an einen Stabmagneten erinnernd, um den sich Eisenfeilspäne fügen

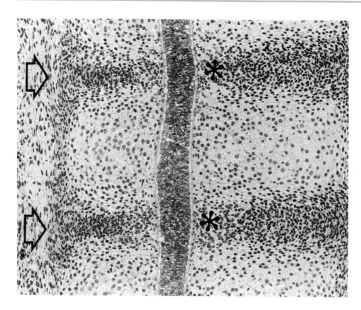

Abb. 3 Längsschnitt durch die Wirbelsäulenanlage eines 40 Tage alten, 12 mm langen Embryos.
Aus: Hinrichsen KV (Hrsg.): Humanembryologie. Heidelberg: Springer; 1990: 829. Mit freundlicher Genehmigung von Springer Science and Business Media.

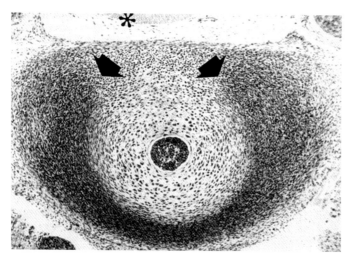

Abb. 4 Querschnitt, etwa 2 Monate alter, 30 mm langer Embryo.
Aus: Hinrichsen KV (Hrsg.): Humanembryologie. Heidelberg: Springer; 1990: 830. Mit freundlicher Genehmigung von Springer Science and Business Media.

oder an die Sonne, welche die um sie kreisenden Planeten ordnet – Zellen von künftigem Nucleus pulposus locker und von künftigem Anulus fibrosus verdichtet um sich herum auf konzentrischen Bahnen anordnet (**Abb. 4**). Auf der Abbildung erkennt man im Querschnitt die Differenzierung von zukünftigem Anulus fibrosus und Nucleus pulposus, in dessen Mitte noch Reste der induzierenden und ordnenden Chorda erscheinen. Die Pfeile markieren die Grenze zwischen Anulus fibrosus (außen) und Nucleus pulposus (innen). Der Stern markiert den Wirbelkörper.

Die folgende Wachstumsbewegung der Wirbelkörper presst die zentralliegenden Chordaanteile in den Bandscheibenbereich hinein, wo sie, unter zunehmender Auflösung der Zellgrenzen, in die Bildung des Nucleus pulposus eingehen, der somit substanziell gleichsam „homöopathisiert" Anteil an der ursprünglichen Achsenanlage und dem zentralen Induktor der Entwicklung von Wirbelsäule und Nervensystem hat.

Zusammengefasst kann man sagen: Die ungegliederte Ur-Anlage der Chorda dorsalis induziert also ein rhythmisch gegliedertes Organ, die Wirbelsäule, und wird nun von dieser selbst in rhythmisch konzentrierte Fragmente zergliedert. Die polar geordnete Säule aus Wirbelkörpern, die zwar anfänglich durchscheinend knorpelig präformiert sind, dann jedoch mit der Einlagerung von Kalzium trüb und zum Angriffspunkt von Schwerekräften werden und die Bandscheiben, welche ihre ursprüngliche Transparenz bewahren, werden gleichermaßen von der Chorda dorsalis induziert. Ihre „Schwingung" ist es, die diesen Wechsel hervorruft. Die Bandscheiben bewahren nicht nur durch Kieselreichtum und Transparenz, sondern auch durch ihren hohen inneren Druck (beim Erwachsenen 6 bar!) Ursprungsqualitäten. Sie ermöglichen Leichte, Auftrieb und Beweglichkeit, während die bandscheibenfrei aufeinander treffenden Wirbel schließlich vollständig knöchern durchbaut werden (was im Bereich des Kreuzbeines mit 28 bis 30 Jahren der Fall ist), wodurch sie zum Widerlager der Schwere werden.

■ **Substanzaspekte der Wirbelsäulenbildung – Polarität von Leichte und Schwere**

Mit dem Reifwerden des Kindes für das Betreten der Erde zieht die Blutbildung in die Wirbelkörper ein. Ganz ursprünglich hat diese in der Peripherie des Dottersackes begonnen, dann war sie in Leber und Milz zuhause, schließlich zieht sie in den Knochen ein. Das Zentrum unseres Umganges mit dem Eisen tritt damit ins Innere der festesten Bildung unseres Leibes ein – der Wirbelsäule –, an welcher die Schwere besonders angreift, mit deren Hilfe wir uns aber auch gegen diese emporzustrecken vermögen. Die Erde ist der eisenreichste Planet des Sonnensystems, manches spricht dafür, dass ihr Kern aus diesem Metall besteht. In unserem eigenen Innersten finden wir es wieder: Im Blut verbindet es uns, von hier ausgehend über die Atmung, wieder mit der Welt.

Die Bandscheiben sind, anders als die Knochen der Wirbelsäule, frei von Blut. Zwar weisen Bandscheiben bei Fötus und Säugling noch eine Gefäßversorgung auf, aber ab dem 2. Lebensjahr werden die Gefäße zurückgebildet und bereits beim Vierjährigen ist die Bandscheibe frei von Blut.

Der gerade beschriebenen, ventral gelegenen Säule aus massigen Wirbelkörpern und Bandscheiben, die sich in die Schwere stellt, steht die hinter ihr gelegene Säule der Wirbelbögen gegenüber, die polaren Charakter aufweist. In ihr tritt die Masse zurück und sie umschließt ringförmig in erster Linie den Duralsack, in welchem das Myelon nahezu schwerelos schwebt. Der hier umschlossene, klare Liquorraum ist ein Auftriebsraum, ein Lichtraum. Während die Wirbelkörpersäule nur ein relativ geringes Bewegungsausmaß zulässt, ist die Wirbelbogensäule mit ihrer Vielzahl „kleiner Wirbelgelenke" auf Beweglichkeit hin angelegt. In jedem Gelenk, das von Synovialflüssigkeit ausgekleidet ist, sind ebenfalls infolge des archimedischen Prinzips Auftriebskräfte wirksam. Die Gesamtfläche der Wirbelgelenke ist größer als die aller anderen Gelenke zusammen. Damit findet eine betonte Auseinandersetzung mit der Schwere eher im vorderen Bereich der Wirbelsäule und in den Wirbelkörpern, das Bewahren der Leichte in der hinteren Wirbelsäule und in den Wirbelbögen statt.

Weitere Einblicke in das Phänomen der Wirbelsäule und ihres dynamischen Schwingens zwischen den Polen der Beweglichkeit und der Schwere erhält man, wenn man einen gedanklichen Bogen zu den hier gehäuft vorkommenden chemischen Verbindungen, insbesondere kohlensaurem bzw. phosphorsaurem Kalk wie auch der Kieselsäure, schlägt. An anderer Stelle haben wir bereits ausgeführt, dass sich einfache Wasserlebewesen wie die Auster ursprünglich mit einem allmählich durch Ablagerung sich vergrößernden Skelett aus überwiegend kohlensaurem Kalk umgeben und damit selbst immer mehr der Schwere verfallen (während ihre Larven noch durchsichtig an der Meeresoberfläche schweben). Auf der Stufe der phosphorreichen Fische erscheint ein gegliedertes Skelett, das intensive und differenzierte Fortbewegung gegen die Schwerkraft ermöglicht. Eine solche Gliederung und individualisierte Skelettgestaltung erfordert ein neues „Baumaterial". Der Apatit (oder richtiger Kalziumhydroxylapatit) weist (relativ) hohen Phosphatgehalt auf. Phosphor ist eine Lichtsubstanz. Schon sein Name bedeutet „Lichtträger" und er zeigt in der Dunkelheit ein charakteristisches Selbstleuchten. Phosphor trägt Licht, die schwere Kohlensäure (oder exakter das Kohlendioxid) lässt Licht verlöschen. Die Aktivität der Alkalischen Phosphatase ist charakteristischer Weise ein Maß unseres Knochenumsatzes. Bei einer Auster ist dies nicht der Fall, ihr Skelett kann sie noch nicht auflösen. Unser Knochenkalk (der zu einem bestimmten Prozentsatz eben doch auch aus kohlensaurem Kalk besteht), trägt in sich einen gewissen Ausgleich von Schwere- und Leichtekräften. Zwar sind uns keine vergleichenden quantitativen Untersuchungen bekannt, qualitativ ist aber der massige, tendenziell in die Schwere gestellte Wirbelkörper eher kohlensauer betont, der feine, bewegliche Wirbelbogen, der den Lichtraum umgibt, phosphorsauer. Von Rudolf Steiner wird eine ähnliche Betrachtung der Betonung dieser beiden Kalkarten für Oberschenkelhals und -kopf angestellt (Steiner 1980, 3. Vortrag), durch die wir zu unserer hier dargelegten Betrachtung der Wirbelsäule angeregt worden sind.

Eine zweite Substanzpolarität ist in diesem Zusammenhang von Bedeutung, jene von **Kalk** und **Kiesel**. Siliziumdioxid, die Kieselsubstanz erscheint kristallin trocken im Bergkristall. Sie hat aber auch eine genuine Beziehung zum Wasser und bindet dieses unter Bildung eines Gels. Alle gelartige (Grund)Substanz in uns ist kieselhaltig und kieselgeprägt. In der Natur treten uns solche gelartigen Kieselbildungen im Achat, vor allem aber im Opal entgegen, der noch große Mengen gebundenen Wassers enthält, das auch für seinen Farbglanz notwendig ist (opalartig liegt der Kiesel auch in vielen Pflanzen wie z.B. beim Schachtelhalm oder Bambus vor).

Die Betrachtung der Embryonalentwicklung verdeutlicht: Unser Leben beginnt in Klarheit, Schwerelosigkeit und Transparenz und führt immer mehr in Schwere und Eintrübung. Es nimmt nicht Wunder, dass die klare Substanz unseres Auges besonders kieselhaltig ist, aber auch sie wird im Verlauf unseres Alterns trüb, so wie die ursprünglich transparente und pralle Bandscheibe, aber auch der Gelenkknorpel, nach und nach spröde wird. In der Bilanz nimmt unser Kieselgehalt immer weiter ab, während der Kalkgehalt – nicht zuletzt in den Gefäßen – ansteigt. Bemerkenswerterweise wird heute versucht, durch möglichst üppige Gaben von Kalzium und Vitamin D den Kalkgehalt unseres Leibes zu erhöhen.

Wir werden noch sehen, dass es bei pathologischen Prozessen in der Regel jedoch nicht so sehr um ein Problem der Gesamtmasse einer Substanz geht, sondern vielmehr um ihre richtige Verteilung.

4.3 Grundprinzipien der Wirbelsäulenpathologie und Hinweise für die Therapie

Richten wir den Blick zurück auf die Wirbelsäule. Vielfältig haben wir bisher gefunden, dass es in ihr Bereiche betonter Schwerewirkung und solche besonderer Leichte, besonderer Lichtbeziehung gibt, welche in rhythmischer Abfolge stehen.

In der Praxis der Anthroposophie spielt auch die Meditation eine Rolle. Unter anderem kann sie dem sich ausbildenden Arzt bestimmte Aspekte von Gesundheit und Krankheit erschließen. Es ist immer schwierig einen Meditationstext aus dem Zusammenhang zu nehmen, in dem er gegeben worden ist. Gerade einem Leser, der bislang wenig Kontakt zur Anthroposophie hatte, mag das in Zusammenhang dieser Buchveröffentlichung ungewöhnlich erscheinen. Dennoch möchten wir den nachfolgenden Mediationstext von Rudolf Steiner zitieren, der prägnant die polare Beziehung zwischen den Prinzipien der Schwere und der Leichtigkeit verdeutlicht (Steiner 1980, 8. Vortrag):

Doch darf nicht
  Leuchtekraft
Ergreifen
  Schweremacht
Und auch nicht
  Schweremacht
Durchdringen
  Leuchtekraft
Denn fasset Leuchtekraft
  Die Schweremacht
Und dringet Schweremacht
  In Leuchtekraft
So binden in Welten-Irre
  Seele und Körper
In Verderbnis sich

Und es wird noch konkret ausgeführt: „– die Verderbnis ist die Krankheit".

Ein hier wesentlicher Aspekt des Meditationstextes besteht in der Möglichkeit, das für unsere Gesundheit erforderliche Gleichgewicht zwischen „Schweremacht" und „Leuchtekraft" auch auf die Grunderkrankungstendenzen der Wirbelsäule zu beziehen. Diese geisteswissenschaftliche Sicht stellt eine Erweiterung des medizinischen Verständnisses dar, wodurch in unserem Fall die Erkrankungen der Wirbelsäule verständlicher werden. Dies soll im Folgenden gezeigt werden.

■ Morbus Scheuermann

Wenn bei der Wirbelsäule des Heranwachsenden sich ein Morbus Scheuermann entwickelt, der sich klinisch in Schmerz und Fehlhaltung äußert, radiologisch aber als Schmorlsches Knötchen ein Ausbrechen des Bandscheibenkernes nach oben oder unten in den Wirbelkörper hinein zeigt, so können wir unmittelbar sehen, wie ein Teil desjenigen, von dem oben gezeigt worden ist, dass es von „Leuchtekraft" geprägt ist, unrechtmäßig in den Bereich eindringt, welcher der Schweremacht vorbehalten ist. Gleichzeitig erkennen wir, wie dadurch zu Beginn des Erwachsenenlebens eine Situation entsteht, die einer in der Embryonalzeit durchaus noch physiologischen Situation ähnelt: Der Vorläufer des jetzigen Bandscheibenkernes, die Chorda, war damals noch zu Recht im Zentrum auch des Wirbelkörpers gelegen. Ein solches Rückfallen in ein früheres Entwicklungsstadium ist ein allgemeines pathogenetisches Grundphänomen. Der Morbus Scheuermann ist ein plastisches Beispiel für eine Aussage Rudolf Steiners zur allgemeinen Krankheitslehre, dass ein krankhafter Vorgang einem gesunden entspricht, der zur falschen Zeit am falschen Ort auftritt.

■ Discusprolaps

Während beim Morbus Scheuermann der Nucleus pulposus in der Vertikalen ausbricht, tut er dies beim Discusprolaps in der Horizontalen. Anstatt vertikal wirkende Schwerekräfte auszugleichen, bricht der Bandscheibenkern durch den Anulus fibrosus nach außen. Hier kann er entweder durch Druck oder – mehr noch – aufgrund os

motischer Wirkungen und vor allem infolge seines erwähnten hohen Kaliumgehaltes empfindliche Nervenendigungen der Ligamenta longitudinalia reizen oder gar einen Spinalnerven beeinträchtigen, wodurch ein typisches Wurzelreizsyndrom entsteht. Starker, u.U. entlang des betroffenen Nerven ausstrahlender und mit Lähmung einher gehender Schmerz und ein Verlust der Beweglichkeit der Muskeln infolge einer korsettartigen Dauerkontraktion der autochthonen Rückenmuskulatur sind die Folgen. Schweremacht ist in denjenigen Bereich eingebrochen, in dem Leichte wohnen sollte.

Ähnlich wie es im klaren, kieselreichen Glaskörper im Laufe des Lebens zu Entmischungsvorgängen kommt, treten solche Trennungen von Wasser und wasserbindender Glykosaminoglykanmatrix auch in der Bandscheibe auf, es kommt zu einer zunehmenden Dehydrierung. Der Bandscheibenvorfall hat aber nichts mit derartigen „Alterungsvorgängen" zu tun. Vielmehr nimmt die Wahrscheinlichkeit des Auftretens eines Discusprolaps mit dem Älterwerden sogar ab, was wohl u.a. durch den zurückgehenden Innendruck begründet ist. Dies trägt dazu bei, dass der allnächtliche Ausgleich unseres Verlustes an Körperlänge (ca. 1%), den wir durch „Auspressen" der Bandscheiben im Tagesverlauf erfahren, mit zunehmendem Alter nicht mehr vollständig gelingt, wir beginnen zu schrumpfen. Wie erwähnt, hat der Bandscheibenvorfall aber zwischen 35. und 40. Lebensjahr seine größte Häufigkeit, also in der Mitte des Lebens. Zu diesem Zeitpunkt wird häufig eine Fremdbestimmung durch Anforderungen der Außenwelt erlebt, der innere Auftrieb versiegt, das Schwere in unserem Leben überwiegt. Häufig bezieht sich dies auch auf eine Beschwerung des Seelischen, was sich nicht zuletzt auch durch eine leibliche Fehlhaltung kund tut. Wenn überhaupt ein mechanisches Ereignis an der Entstehung eines Bandscheibenvorfalles mitwirkt, so in aller Regel lediglich im Sinne einer Gelegenheitsursache. Dagegen finden sich neben einer allgemeinen Überlastung nicht ganz selten aktuelle Zusammenhänge mit Erlebnissen innerer Ausweglosigkeit oder Demütigung. Der Ausdruck „ihm (oder ihr) wurde das Kreuz gebrochen" weist auf derartige Zusammenhänge hin. Sehr häufig ergibt sich der Bandscheibenvorfall auf der

Grundlage einer schon vorbestehenden Schwäche des rhythmischen Systems, die ihre Wurzel oft im 2. Jahrsiebt hat, dem bedeutenden Zeitabschnitt für die Entfaltung des Seelischen. Entsprechend können (selbstverständlich ggf. erforderliche) auf das lokale Problem zielende physikalische oder operative Maßnahmen nicht ausreichen, um eine Heilung zu erzielen. Vielmehr gilt es, wieder neu eine Verbindung des Ichs mit dem Leib und mit jener Region zu knüpfen, die so tief und ursprünglich mit seinem leibbezogenen Wirken verbunden ist. Es gilt, gemeinsam den Spuren der tieferen Krankheitsursachen nachzugehen, eine Aufarbeitung derselben anzuregen und letztendlich die innere Aufrichtung wieder zu üben. Letztlich muss es zu einem aktiven und selbstintendierten Ausgleich einseitiger Anforderungen und Belastungen kommen, müssen Leichtekräfte gepflegt werden, wo Schwere zu machtvoll geworden ist. Der Schmerz kann von einem reinen Übel, das schnellstmöglich zu tilgen ist, zu einem Lehrmeister gewandelt werden, der hilft, Einseitigkeiten auf die Spur zu kommen und die Funktion des Rückens zu erleben. Im akuten Schmerz kann dieses Erleben allerdings auch dazu führen, regelrecht im Schmerz gebannt zu sein, woraus der Patient befreit werden muss. Dies kann z.B. durch wärmende und entspannende äußere Anwendungen wie Ingwer- oder Arnika-Wickel, Injektionen mit entquellend wirkenden Arzneimitteln, z.B. Stannum in potenzierter Form oder potenzierte schmerzlindernde Substanzen wie Rhus toxicodendron oder Colocynthis geschehen. Im Prinzip wird die Therapie der Sequenz „erst behandelt werden, dann zunehmend selbst handeln" folgen, wobei dies aber in der Regel ein allmählicher Übergang ist. Angemerkt sei, dass das Selbsthandeln u. U. recht früh hilfreich sein kann. Unlängst erlebte ich, dass ein Patient mit einem großen, sequestrierten Discusprolaps und inkompletter Parese eine deutliche Verbesserung seines Befindens erlebte, als er – wenige Tage nach dem Vorfall – einen Brief an seine Eltern geschrieben hatte, in welchem er eine Klärung des bedrückenden Verhältnisses anstrebte.

In der Folge geht es dann darum, die Einseitigkeiten einer häufig so in den Vordergrund getretenen Wendung des Patienten in den vorderen, den „vordergründigen" Raum zurückzunehmen, den

Sehraum, der auch der Bereich des Eingreifens, des zielführenden Handelns ist, der Bereich dessen, was vor mir liegt. Dieser Raum muss vermittelnd in Beziehung gesetzt werden mit dem Hinten, dem Rückenraum, welcher dem Hörraum entspricht, dem Bereich dessen, was hinter mir liegt, aber auch der Bereich dessen, aus dem die ursprünglichen Ziele stammen. Erinnern wir uns an die Embryologie: Hier zeigte sich, dass der ursprüngliche Impuls für die gesamte Leibesdifferenzierung von der Dorsalseite ausging. Damit erkennen wir, dass dies der Raum ist, aus dem wir ursprünglich stammen, dass dies tatsächlich ein „hintergründiger" Raum ist, ein solcher, aus dem unsere tiefsten Ursprungsziele stammen, die es wieder zu entdecken gilt. Wenn die Physiotherapeuten heute so häufig betonen, wie verkürzt unsere ventrale Muskulatur sei, dokumentiert dies die Imbalance, in die wir geraten sind, indem wir durch einseitige Inanspruchnahme bei überwiegend sitzender Tätigkeit den Großteil unser Aufmerksamkeit und Aktivität in den Bereich des vor uns Liegenden lenken. Hilfen für eine Auflösung des skizzierten Ungleichgewichts unserer Zuwendung zum Vorne und Hinten können neben den genannten äußeren Anwendungen, welche diesen Bereich vielleicht seit langem erstmals erleben lassen (zumindest in einer schmerzfreien, angenehmen Weise) die rhythmische Massage, die Krankengymnastik, die Heileurythmie, das Lauschen üben, die Meditation sein. Dass es vielfältige medikamentöse Unterstützungsmöglichkeiten gibt, bei denen gerade auch kieselbezogene Substanzen eine Rolle spielen, kann hier nur angedeutet werden. Es ist kein Zufall, dass in der Komposition der bewährten Disci-Präparate Bambusa und Equisetum eine besondere Rolle spielen (s. Kap. 5, S. 20 ff). Dies sind rhythmisch gegliederte Pflanzen aus der Familie der Gräser, von beeindruckender mechanischer Stabilität und Schwingungsfähigkeit. Wie erwähnt, zeigen sie einen lebendigen Umgang mit den Kieselprozessen und lagern Quarz in Opalform ab. Sie vermitteln in besonderem Maß Leichtekräfte und können eine verfallende Bindegewebsmatrix vitalisieren. Auch als Einzelmittel oder in anderen Kompositionen entfalten sie eine häufig tief greifende Heilwirkung bei Bandscheibenleiden. Die potenzierten Bandscheiben selbst mit ihrem Anteil an gesundem Nucleus pulposus, der einen substantiellen und prozessualen Bezug zum Ursprung der Wirbelsäule aufweist, knüpfen einen Bezug zu den ätherischen Urheilungskräften in uns, von welchen Regeneration und Heilung ausgeht.

▪ Osteochondrose

Auch an der knöchernen Wirbelsäule finden wir Grundgesten der Pathologie, die hinsichtlich ihres Verhältnisses von Schwere und Leichte polar sind. Bei der Osteochondrose ergreifen Schwerekräfte die Säule der Wirbelbögen. Die bläulich schimmernden Gelenkknorpel schwinden, Kalkanlagerungen beschweren die Wirbelbögen, durchbauen sogar die Abstände zwischen ihnen und führen den bewegungsbetonten Teil der Wirbelsäule in die Erstarrung. Kalkdynamik ergreift sie, der Lichtraum verfällt der Schwere. Im Extremfall kann dies dazu führen, dass das ursprünglich frei im Liquor schwebende Rückenmark zwischen Spondylophyten eingequetscht wird.

▪ Osteoporose

Anders sind die Verhältnisse bei der Osteoporose. Hier löst sich die Knochenmatrix auf und mit ihr schwindet schließlich auch der Mineralsalzgehalt des Wirbelkörpers, der immer leichter wird. Statt Widerlager der Schwere zu sein, wird er zum fragilen Geflecht, das unter dem Gewicht des Körpers zusammenzubrechen droht. Leichtekräfte nehmen überhand, was man oft auch den betroffenen Menschen anmerkt, die – insbesondere bei der High-Turn-Over-Osteoporose – etwas Erdflüchtiges, fast Vogelartiges ausstrahlen können. Phosphordynamik steigert (wie im stark phosphorhaltigen Vogelknochen, der sogar lufthaltig werden kann) die Auflösung. Leichte und überschießende Lichtqualität ergreifen den Bereich der Schwere, der schließlich zu zerbröckeln droht. Nicht selten wird der aus der Wirbelsäule auswandernde Kalk gleichzeitig in den Gefäße eingelagert und manches Röntgenbild einer immer durchsichtiger werdenden Wirbelsäule zeigt zugleich die Verwandlung der elastischen Aorta in ein starres Kalkrohr. „Transmineralisation" wurde diese Fehlverteilung des Kalkes genannt, der offenkundig kein absoluter Kalkmangel zugrunde liegt. Im Präparat Agaricus comp./Phosphorus finden sich Muschelkalk – als Repräsentant der Schwerekräfte – und Phosphor – als Element der geschilderten Entartungstendenz – pharmazeutisch in ein neues Gleichgewicht gebracht. Vermittelnd sind Substanzen aus dem einfachen Pflanzenleben enthalten, welche der Matrixauflösung entgegen wirken und deren Neubildung anregen.

4.4   Die vulnerablen Regionen der Wirbelsäule

▪ Der lumbosakrale Übergang

Die Lokalisation der verschiedenen pathologischen Tendenzen an der Wirbelsäule ist nicht zufällig verteilt. Während die Morbus Scheuermann die Brustwirbelsäule befällt, sind die beweglichsten Teile unserer Wirbelsäule im Lenden- und Halsbereich die Regionen, in denen Bandscheibenvorfälle drohen. Hier liegen die Lordosen, welche die menschliche Achse auszeichnen. Der Schwerpunkt des Menschen liegt auf Höhe des lumbosakralen Überganges, um diesen Punkt herum hat sich die Aufrichtung des Menschen aus der Horizontalen des Tieres vollzogen. Hier tritt auch die Mehrzahl der Bandscheibenvorfälle auf.

▪ Der craniocervikale Übergang

Im craniocervikalen Übergang gehen ebenfalls tiefste Ruhe und höchste Beweglichkeit ineinander über. Schon ganz früh in der Embryonalentwicklung zeigten die obersten fünf Wirbelanlagen eine Kyphose und bald verschmelzen sie zum unbeweglichen Os occipitale. Schon im zweiten Schwangerschaftsmonat gliedern sich die folgenden sieben Halswirbel in die Lordose, welche die gesunde Halswirbelsäule zeitlebens auszeichnet.

Welche tiefe Beziehung zwischen Haupt und Leib in diesem Übergangsbereich geschaffen wird, erkennen wir, wenn wir den Bereich des Halses näher betrachten. Hier treten zahlreiche Kreuzungsphänomene auf: So kreuzen sich Atem- und Speiseweg an einer für Landwesen entscheidenden aber auch gefährlichen Stelle.

Zahlreiche Reflexe schützen die Scheidung von Luft und Wasser an diesem Ort, an welchem der bewusst geschmeckte und geformte Bolus im Bereich des Unbewussten versinkt. Die Schilddrüse erscheint auf dieser Höhe als Ordner, gewissermaßen als „Atemzentrum" des Chemismus in uns. Etwas weiter kranial findet sich eine andere Kreuzung, die der Pyramidenbahn, über welche Impulse der Steuerung der bewussten Willkürmotorik vermittelt werden. Es verwundert nicht, dass in dieser Region der Kreuzungsphänomene die Formatio reticularis zu finden ist, jene Nervenorganisation, die Vigilanz und Wachheit vermittelt. Weiter kranial finden wir das Atemzentrum, welches an der rhythmischen Gestaltung des Atemstromes mitwirkt. Hiermit scheint eine allgemeine Signatur dieser Region auf, die in vielfältiger Weise die Gestaltung rhythmischer Prozesse im Leib beeinflusst. Sie ist unmittelbar mit dem verbunden, was wir das Rhythmische System nennen. Dieses ist mit dem Leben selbst untrennbar verknüpft, das nur durch den steten rhythmischen Ausgleich vor dem Abgleiten in tödliche Extreme bewahrt werden kann. Es ist nicht übertrieben, wenn der craniocervikale Übergang als „vitales Zentrum des Menschen" (Christ 1990) bezeichnet wird und es ist nicht zufällig, dass Manipulationen dieser Region (z.B. mit Hilfe von Strang, Garotte und Guillotine) nur allzu häufig genutzt wurden, um Menschen „vom Leben zum Tod zu befördern".

Embryologische Experimente belegen eine ganze Reihe weiterer, zunächst unerwarteter Bezüge der Craniocervikalregion zum Leib (vgl. Christ 1990). So wurde gezeigt, dass die ersten okzipitalen Somiten nicht nur an der Bildung der feinen cervicalen Stellmuskeln des Kopfes und an der Ausbildung der Zungenmuskulatur, sondern auch an jener der Kehlkopfmuskeln beteiligt sind, welche die feinen rhythmischen Luftschwingungen steuern, die unsere Lautäußerungen und Sprachbildung ermöglichen. Darüberhinaus wurde bewiesen, dass aus der Region des embryonalen cervico-occipitalen Überganges das Blastem des Urnierenganges stammt, aus welchem gerade die rhythmisch bewegten Anteile des Urogenitalsystems (Nierenbecken, Harnleiter, Samenleiter und Tuben) hervorgehen. Die zur Kreuzung von Aorta und Pulmonalis führende Entwicklungsbe-

wegungen des Herzens, des Zentralorganes des Rhythmischen Systems, sind an eine Intaktheit des Umschwungs von Haupteskyphose zu HWS-Lordose gebunden. Fehlen die Neuralleistenzellen eben dieser Region, so treten regelmäßig Transpositionen der großen Gefäße auf. Schließlich wurde gezeigt (Le Douarin 1986), dass Neuralleistenzellen der ersten sieben Somiten zum Darm wandern, um dort das bewegungssteuernde intramurale enterale Nervensystem zu bilden, das neuerdings als „brain of the gut" bezeichnet wird und das für die Wahrnehmung „aus dem Bauch" stammender seelischer Regungen wesentlich ist.

Alle diese Bezüge belegen nochmals eindrücklich die Zuordnung der Wirbelsäule zum Rhythmischen System. Darüberhinaus erscheint der craniocervikale Übergang geradezu als Induktor des rhythmischen Systems und Gestalter rhythmischer Vorgänge im Leib, wie er selbst (und mit ihm die gesamte Wirbelsäule), durch Induktion aus einem rhythmischen Geschehen der Chorda hervorgegangen ist. Es wird auch deutlich, welche grundlegende ursprüngliche Beziehung die Kopf-Hals-Übergangsregion zum ganzen Leib und vor allem jenen seiner Anteile hat, die mit unserem Seelenleben unmittelbar verbunden sind. Die vielfältigen, aus der therapeutischen Praxis gewonnenen, Erfahrungen der Craniosakraltherapie hinsichtlich solcher Bezüge, können so eine rationale Einordnung erfahren.

Auch wenn die HWS-Lordose eine ganz frühe Bildung der Wirbelsäulengestalt ist, so verschwindet sie doch schon bald ab dem zweiten Monat in der embryonalen Gesamtkyphose des Leibes. Die aus der embryonalen Ruhe in die Außenwelt führende Geburt bewirkt eine propulsive Streckung der Wirbelsäule, die beim Neugeborenen noch wie ein gerader Stab erscheint und erst nach und nach im Zuge der Aufrichtung zu ihrer typischen doppelt s-förmig geschwungenen Gestalt findet. Gerade der craniocervikale Übergang ist bei der Geburt besonderen Belastungen ausgesetzt und ist nach der Geburt noch lange (etwa bis zum 5. Lebensmonat) instabil. Neuerdings wird dieser Region für den plötzlichen Kindstod (SIDS) entscheidende Bedeutung zugeschrieben, nachdem man u.a. die Rolle der schlaflagebedingten und mit dem SIDS assoziierten Verdrehung zwischen Kopf und Leib erkannt hat.

Gerade der Bereich der Halswirbelsäule unterscheidet sich beim Tier grundsätzlich von dem des Menschen. Bei vielen Säugetieren ist er so sehr von der Kopfhaltemuskulatur geprägt, dass der Hals nicht als selbständiger Bereich erkennbar ist und der Kopf gewissermaßen im Bereich des Rumpfes versinkt. In anderen Fällen ist der Hals stabartig gestreckt wie bei der Giraffe, deren gesamter Hals – wie beim Menschen – von sieben Halswirbeln getragen wird, die sich enorm verlängern. Nirgendwo zeigt sich aber ein freies, schwingendes Spiel um die Lotlinie, wie es die Wirbelsäule des Menschen kennzeichnet. In diese – physisch nicht dargestellte – Mittelachse führt der Mensch sein Gleichgewichtsorgan, diese Mittelachse wird vom Menschen in die Ruhe seines stets sich neu einstellenden Gleichgewichtes gebracht, welches durch das Labyrinth wahrgenommen und eingestellt wird.

Beim Menschen wird der Mund zudem zur Bildungsregion des freien Wortes. Die hiermit verbundene Umgestaltung des Kiefers und der Zahn-reihe sind paläoanthropologisch die frühesten und sichersten Merkmale für menschen- und nicht affennahe Skelettreste. Besonders eindrucksvoll und gleichzeitig tragisch anmutend begegnet uns der fundamentale Unterschied der Gesamtgestalt bei den uns leiblich nahen Primaten. Schon am Skelett des Gorillas wird deutlich, wie sehr er in der Schwere gebunden ist und dass aus seiner Schnauze kein freies Wort tönen kann. Beim Menschen sind Haupt und Mundraum von einer solchen Einbindung entlastet. Gerade im Vergleich des Skeletts von Gorilla und Mensch wird erlebbar, wie der Mensch auf Freiheit angelegt ist und wie sehr das Tier festlegender Bindung unterworfen und in die Schwere gebannt ist.

Die gesamte menschliche Leibesgestalt ist demgegenüber durchzogen von dem Motiv der Freiheit in labilem Gleichgewicht. Die menschliche Bewegungsgestalt lebt in einem Schwingen der aufgerichteten Wirbelsäule zwischen hinten und vorn, Schwere und Leichte im Oben und Unten sind ins Gleichgewicht gebracht.

5   Die anthroposophische Therapie von Wirbelsäulenbeschwerden

Franziska Roemer

Einen wesentlichen Stellenwert bei der anthroposophischen Behandlung von Wirbelsäulenbeschwerden nehmen die Disci-Präparate der WALA ein (Roemer 2002, 2006). Die Disci-Präparate haben sich in der Behandlung bewährt und stellen einen empfehlenswerten Einstieg für Therapeuten in die anthroposophische Therapie bzw. als Erweiterung des eigenen Therapiekonzeptes dar. Aufgrund ihrer organotropen Beziehung zur Symptomatik ist die Anwendung leicht erlernbar und die Mittelwahl überschaubar.

Die WALA Disci-Präparate umfassen eine Reihe von Arzneimittelkompositionen, die der Ärztekreis der WALA in den 1950er-Jahren vor dem Hintergrund der Anthroposophischen Medizin und Menschenkunde entwickelt hat. Ausgangspunkt für die Konzeption der Arzneimittel-Serie war die in der westlichen Zivilisation verbreitete Aufrichteschwäche der Wirbelsäulenformation, welche sich bis hin zu den verschiedensten Haltungs-, Bewegungs- und Gestaltbildungsstörungen auswirkt. Die Disci-Präparate haben sich inzwischen in der Behandlung der verschiedensten Wirbelsäulenleiden als unentbehrlich erwiesen und ermöglichen es in der Therapie, weitgehend auf nichtsteroidale und steroidale Antiphlogistika und Analgetika zu verzichten. Sie sind ein typisches Beispiel für die Kompositionsarzneimittel der anthroposophischen Therapierichtung, d.h. Arzneimittel aus mehreren Ausgangssubstanzen, die gemeinsam weiter verarbeitet werden.

Eine Komposition ist stets umfassender als die Summe ihrer Bestandteile. In einer Arzneimittelkomposition sind Natursubstanzen vereinigt, von denen jede Einzelne einen der wichtigen pathologischen Aspekte repräsentiert, die sich zu einem bestimmten typischen Krankheitsbild an der Wirbelsäule zusammenfügen. Auf der pharmazeutischen Ebene verstärkt der Prozess des gemeinsamen Potenzierens der Ausgangssubstanzen über mehrere Stufen den ganzheitlichen Charakter der neu geschaffenen Einheit.

So kann man auch sagen: Die Disci-Kompositionen sind Variationen eines gemeinsamen Themas. Drei Grundbestandteile bilden den gemeinsamen Ausgangspunkt der speziellen Präparate:

- Disci intervertebrales
- Bambusa e nodo
- Formica ex animale

Sie werden durch weitere Bestandteile ergänzt, so z. B. weitere Pflanzen, Mistel, Metalle o.a.

5.1 Grundbestandteile der Disci-Präparate

Disci intervertebrales

Disci intervertebrales (cervicales, thoracici et lumbales) ist das potenzierte Bandscheibenorganpräparat vom Rind. In allen Disci-Präparaten sind heute Anteile vom Hals-, Brust- und Lendenwirbelsäulenbereich enthalten. Disci intervertebrales (cervicales) und (lumbales) stehen auch separat als Einzelmittel zur Verfügung.

Wie bereits in Kapitel 4 beschrieben, findet sich die erste Andeutung der menschlichen Aufrechte und der Wirbelsäulenformation im Keimblattstadium der frühen Embryonalzeit ab dem 18. Tag in Form der mesenchymalen Chorda dorsalis. Dieses erste Achsenskelett der Rückensaite metameriert sich, zerfällt rhythmisch in einzelne gallertige Kerne, die quasi Kristallisationszentren für die weitere Ausbildung der Zwischenwirbelscheiben und der Wirbelknochen darstellen. Beim Erwachsenen vollzieht sich die Rückenbewegung um die prall-elastischen Gallertkerne, die im Zentrum des fibrösen Bandscheibenrings gelegen sind. Um die Bandscheiben spielt und richtet sich die Bewegung aus. Interessant sind in diesem Zusammenhang der feine Kieselgehalt und der Glykogenreichtum der Gallertkerne. Soll in der Therapie der embryonal-jugendliche Aspekt, der noch nicht in die Differenzierung der Bindegewebe, die

Ausformung, Verhärtung und Degeneration übergegangen ist, betont werden, kann zusätzlich das Organpräparat embryonale Disci intervertebrales (feti) Gl zum Beispiel in der D6 gegeben werden. Mit zunehmendem Lebensalter setzt eine Entvitalisierung der Bandscheiben ein: Sie werden trockener, fibröser und flacher. Nimmt dieser Prozess ein krankhaftes Ausmaß an, kann ihm das Organpräparat Disci intervertebrales (feti) in niedriger Potenzierung durch seine regenerierende und belebende Eigenschaft entgegenwirken, indem es an die jugendliche Regenerationsfähigkeit der Bandscheibe appelliert.

Bambusa e nodo

Zweiter Grundbestandteil der Disci-Präparate ist der Bambus. Für die Urtinktur wird der frische, fein geraspelte Bambushalmknoten von der reich beblätterten mediterranen Art Phyllostachys viridiglaucescens in sieben Stufen über eine Woche nach dem rhythmischen WALA-Verfahren verarbeitet. Die von einer zum Sonnenlicht strebenden Aufrichtekraft geprägte Grundform der Gräser ist beim Bambus durch zwei weitere Eigenheiten ergänzt: Einerseits besteht eine sich rhythmisch gliedernde, starke vegetative Wachstums- und Substanzbildungskraft. Auf der anderen Seite mineralisiert und verkieselt der Halm zu einer spröden und gläsernen Härte – und bleibt dennoch elastisch beweglich. Der Bambus steht als pflanzliches Natursimile für die Wirbelsäulenbildung im Menschen, in der sich eine metamer gegliederte, zunächst bindegewebig weiche Aufrichteorganisation zu einem tragfähigen, beweglichen, zentralen Skelett ausdifferenziert.

Es liegen positive Erfahrungsberichte mit dem Einzelmittel Bambusa e nodo bei degenerativen Wirbelsäulenerkrankungen mit Nervenirritationen vor (Bulletin du Syndicat National des Medecins Homeopathes Français Nr. 6, 1966). 1996 veröffentlichte Bernd Schuster (Schuster 1996, s.a. Roemer 2002) eine ausführliche Monographie und Arzneimittelprüfung zum Bambus, die dessen ursprüngliche Beziehung zur Wirbelsäule bestätigt.

■ **Formica rufa**

Als dritter Grundbestandteil der Disci-Präparate schließlich dient die rote Waldameise. Sie ist mit ihrem überformten, eingeschnürten, schwarz-roten Leib dadurch gekennzeichnet, dass sie die Kohlensäureabatmung reduziert und in der Folge davon beträchtliche Mengen Ameisensäure in ein eigenes Hohlorgan absondert. Die stagnierende und mit dem Physischen verhaftete Atmungstätigkeit ist auch äußerlich an ihrem besonders engen Brustteil ablesbar. Sie bearbeitet im Volkszusammenhang unermüdlich die aus dem Lebensstrom herausfallenden Substanzen: Tannennadeln, Ästchen, Tierkadaver etc., sammelt, zerkleinert, belebt und durchluftet sie soweit, dass die Natur sie wieder in den aufsteigenden Lebensstrom aufnehmen kann. Eine entsprechende Wirkung zeigt das Ameisenorganpräparat auf die menschliche Organisation bei degenerativen rheumatischen Erkrankungen, indem es Verquellungen und Ablagerungen im periartikulären Bindegewebe (Bänder, Sehnen, Kapseln) auflöst und im intermediären Stoffwechsel wieder in Fluss bringt. Die Ameise führt den Abbau in den aufsteigenden Lebensstrom hinüber.

5.2   Kieselpflanzen als weitere Bestandteile der Disci-Präparate

Kieselzubereitungen unterstützen die Formkraft im Organismus.

■ **Equisetum arvense**

Der Ackerschachtelhalm ist erdgeschichtlich eine alte und ursprüngliche Pflanze. Kieselsäure löst sich im Boden, gelangt durch das ausgedehnte Wasserkanalsystem der Schachtelhalme nach oben und wird an der Außenseite der Epidermis an Wasser gebunden abgeschieden. Equisetum ist den Disci-Präparaten für chronische Krankheitszustände beigegeben. Diejenigen Stoffwechselschlacken, die Formica im interstitiellen Bindegewebe auflöst, können die durch Equisetum angeregten Nieren ausscheiden.

■ **Arnica montana**

Arnika oder Bergwohlverleih ist eine hochentwickelte Pflanze der Korbblütler, die zum Beispiel in der Stängelbehaarung und in den Blütenhaarkelchen Kieselsäure enthält. Bei akuten Gelenkentzündungen und Traumen wirkt Arnika ordnend, indem sie stagnierende interstitielle Gewebeflüssigkeit und auch ausgefallenes Blut wieder an den venösen Blutrückstrom anschließt.

5.3   Heilpflanzen als Ergänzung der Disci-Präparate

■ **Disci/Rhus toxicodendron comp.**

Dieses Akutmittel entstand auf Wunsch des Orthopäden Hartmut Fischer (Vogel 1994), der mit der Komposition Rhus toxicodendron comp. in Kombination mit Disci comp. cum Argento gute Erfahrungen gemacht hatte und sich ein rasch wirksames Analgetikum wünschte.

Rhus toxicodendron, der nordamerikanische Giftsumach, ist ein Busch, der im Herbst durch seine flammenähnlich leuchtende Blattfärbung auffällt. Der nahe Kontakt zu der Pflanze kann zu heftigen Reaktionen führen: Beim Berühren der Blätter kann es zu einer blasenbildenden Dermatitis kommen; das Einatmen der Umgebungsluft, verstärkt bei Waldbränden und wiederholter Exposition, kann zu allergischen Reaktionen bis zum anaphylaktischen Schock führen. Entsprechend hilft Rhus auch bei heftigen, brennenden bzw. ziehenden und plötzlich auftretenden Rückenschmerzen, besonders wenn sie durch einen kühlen Luftzug oder feucht-kaltes Wetter bzw. ein Verhebetrauma ausgelöst sind. Es besteht oft Unruhe und das Bedürfnis, sich trotz der Schmerzen zu bewegen. Fortlaufende Bewegung und Wärme bessern die Beschwerden.

Als Behandlungsbeispiel sei folgende Begebenheit berichtet: eine Bauersfrau hatte seit 3 Nächten nach einer Verkühlung wegen Ischiasschmerzen, die in das rechte Bein ausstrahlten, kaum geschlafen. Sie war eigentlich keine klagsame Frau, musste aber immer wieder aufstehen und wanderte unruhig in der Küche hin und her. Nachts waren die Schmerzen schlimmer. Ich injizierte

Rhus toxicodendron D15 s.c. in die Nähe des Nervenaustrittspunktes. Anschließend drehte sich die Frau erstaunt um und fragte, ob es sein könne, dass der Schmerz schon verschwunden sei. Zwei weitere Injektionen an den Folgetagen befestigten den Behandlungserfolg und ermutigten mich zu weiteren Studien.

Nicht immer hilft Rhus so prompt und vollständig wie in diesem Fall, aber oft ist Disci/Rhus toxicodendron comp. eine entscheidende Hilfe zu Behandlungsbeginn. In ganz typischen „Rhus-Fällen" füge ich noch 1 Amp. Rhus toxicodendron D30 hinzu. Die Potenz sollte nicht unterschritten werden, da es bei zu tiefer Potenz zu einer Verschlechterung kommen kann.

Disci/Rhus toxicodendron comp. intracutan, bei medialem Discusprolaps mit Ligamentum longitudinale posterius D 30 ist eine sehr bewährte Indikation nach Georg Soldner (mündliche Mitteilung).

Therapiehinweis: Das Arzneimittel ist als Injektionslösung auch in 10-ml-Ampullen erhältlich, die täglich etwas tiefer paravertebral infiltriert werden und durch die größere Dosierung in der Anfangsbehandlung auch stärker wirken.

▪ Disci comp. cum Pulsatilla

Die Küchenschelle ist ein Heilmittel für verschiedenste Umstellungssituationen in einer weiblichen Biographie. So kann Disci comp. cum Pulsatilla sowohl bei Haltungsschwächen junger Mädchen als auch bei Ischialgien in der Schwangerschaft oder nach mehreren Geburten, oder auch bei knöchernen Deformationen im Klimakterium angezeigt sein. Die Pulsatilla-Situation zeigt allgemein eine Schwäche und Kongestion im venösen Bereich, sodass bei der Quaddelung gerne vermehrt blaurote Blutströpfchen aus den Einstichstellen austreten. Im Übrigen kann eine venöse Kongestion und Stase im Beckenvenengeflecht bzw. im Wirbelkanalvenengeflecht zu Schweregefühl und anderen LWS-Beschwerden führen, ohne dass weitere Veränderungen an Knochen-, Nerven- oder Muskelformationen der Wirbelsäule vorhanden sein müssen. Es ist also bei der Diagnosestellung an die Möglichkeit der venösen Kongestion im Rahmen einer allgemeinen Varikosis zu denken.

▪ Disci comp. cum Aesculo

Dieses Kompositionspräparat geht auf die Erfahrung von Dr. Keiner, Dortmund (Vogel 1994) zurück, der in therapieresistenten Fällen durch den Zusatz von Aesculus D50 Besserungen erzielte. Dies wurde von anderen Kollegen des WALA-Ärztekreises bestätigt, und in der Typenliste 1955 findet sich folgende Indikation: Schwäche der Wirbelsäulenformation und deren Folgezustände, besonders bei chronischen Störungen mit Ablagerungen, Versteifungen und knorpeliger Degeneration an den kleinen Gelenken der Wirbelsäule und des Ileosakralgelenks, aber auch bei undifferenzierten Frühstadien dieser Erkrankung und als Folge zu starker seelischer Belastung.

Aesculus e semine (Rosskastanie mit Samen) ist zunächst ein Heilmittel bei venösen Stauungen und stabilisiert Tonus und Permeabilität im Bereich der kleinen Gefäße. Insofern kann durch die Hochpotenz auch der chronische Stauungstypus behandelt werden. Weiter wäre künftig zu prüfen, ob Aesculus e semine – entsprechend der Angabe Rudolf Steiners (Steiner 1990, 17. Vortrag) von Aesculus e cortice D50 bei kindlicher Zahnkaries – auch bei Osteoporose eingesetzt werden könnte. Bei diesem Heilmittel liegt meines Erachtens noch ein Forschungsbedarf in der Praxis vor.

▪ Disci comp. cum Nicotiana

Nicotiana tabacum (Tabak) reguliert das rhythmische Eingreifen der Seelenorganisation im arteriellen Bereich und generell im Rhythmischen System. Beim Schulkind in der Zeit vor der Pubertät etwa vom 10.–12. Lebensjahr vertieft sich die Atmung und es kommt zu einer organischen Ausreifung des Rhythmischen Systems in dieser Periode der „Atemreife". Davon ist auch die Wirbelsäule betroffen, so dass Eingliederungsstörungen der Empfindungsorganisation in dieser Periode zu Haltungsstörungen, zu Skoliose und zum Ausbruch der Adoleszentenkyphose führen können. Beim Morbus Scheuermann besteht schon eine angeborene Formschwäche im Bereich der ventralen Wirbelkörperdeckplatten, wobei durch fleckförmige Veränderungen in der Bindegewebsmatrix zunächst die Verknöcherung gestört ist und es dann vor allem bei jungen Männern nach

der Pubertät durch vermehrte Belastung zu Deck-
platteneinbrüchen und Keilwirbelbildung
kommt. Da es sich beim Morbus Scheuermann im
Grunde um eine embryonale Bildungsstörung
handelt, ist der Rezeptur von Disci comp. cum Nicotiana noch die Heilmittelkomposition Hypo-
physis/Stannum zugesetzt worden. Es wird dadurch eine Anregung zur organischen Nachrei-
fung vor allem im Bereich der BWS gegeben.

5.4   Metalle als Ergänzung der Disci-Präparate

■ **Disci comp. cum Argento**

Der Zusatz von Silber macht dieses Kompositionspräparat einerseits geeignet für entzündliche
Zustände an der Wirbelsäule. Im anthroposophischen Verständnis stellt eine Entzündung einen
lokal überschießenden und sich isolierenden
ätherischen Prozess dar, welchen das Silber wieder in das rechte Verhältnis zu dem gesamten
Ätherleib bringt und dadurch die Entzündung
überwinden kann. Diese kann sich auch an den
kleinen Wirbelgelenken z. B. beim Morbus Bechterew abspielen.

Auf der anderen Seite heilt Argentum Neuritiden und Neuralgien, weil es als Mondenmetall in
Beziehung zum Nervensystem und zu den Fort-
pflanzungsorganen steht. Diese Neuralgien und
ggf. Parästhesien können den okzipitalen, bra-
chialen, interkostalen Bereich bzw. den Ischiasnerv betreffen. Sogar Besserungen von Trigemi-
nusneuralgien durch Disci comp. cum Argento
wurden berichtet, insofern diese von Verspannungen im HWS-Bereich begleitet sind. Weiter
liegen positive Erfahrungen zur Sofort- und auch
Spätbehandlung des Schleudertraumas der HWS
mit den damit verbundenen Kopfschmerzen vor
(in Kombination mit Tulipa D6). Als unerwartete
Begleitwirkung hat sich in einigen Fällen bei der
Rückenbehandlung durch Disci comp. cum Argento eine Besserung einer gleichzeitig vorliegenden Dysmenorrhoe gezeigt, was von therapeuti-
scher Seite ein Hinweis dafür sein kann, dass in
der Anthroposophischen Medizin das Silber mit
den beiden peripheren Organsystemen des Ner-
vensystems und der Reproduktionsorgane in Zusammenhang gebracht wird.

Therapiehinweis: Disci comp. cum Argento
kann im Akutfall täglich subcutan an die
schmerzhaften Stellen paravertebral gespritzt
werden. Die erste(n) Injektion(en) führe ich gerne
als intrakutane Quaddelung durch. Diese ist für
den Patienten zwar schmerzhafter, hat aber eine
stärkere Sofortwirkung. Die Behandlung kann
dann durch die orale Gabe von z. B. täglich 3-mal
10 Globuli fortgesetzt werden. Ist es aus irgendei-
nem Grund nicht möglich Injektionen zu geben,
so kann man zunächst entweder die Ampullen als
Trinkampullen einnehmen, oder den Inhalt der
Ampulle in die Ellenbeuge einreiben, oder die Ta-
gesdosis der Globuli in einem Glas Wasser ver-
rühren und dieses schluckweise über den Tag verteilt trinken lassen.

■ **Disci comp. cum Stanno**

Zinn ist im Gegensatz zu Silber bei degenerativen
Gelenkerkrankungen angezeigt. Die Knorpel sind
in diesem Fall trockener, spröder, brüchiger, nutzen sich vorzeitig ab und die Bänder erschlaffen;
die Gelenke deformieren insgesamt. Stannum reguliert den Gewebeturgor über eine Belebung der
plastischen Kräfte im Flüssigkeitsorganismus.
Disci comp. cum Stanno ist daher Basisheilmittel
bei allen degenerativen Wirbelsäulenleiden und
sollte auch im Anschluss an eine Akutbehandlung
mit Disci comp. cum Argento zur Konsolidierung
und Rezidivprophylaxe gegeben werden. Disci
comp. cum Stanno ist auch bei Haltungsanoma-
lien und Bänderschwäche angezeigt.

Therapiehinweis: Die Injektionen können kur-
weise eingesetzt werden, dann folgen die Globuli.
In ausgeprägten Fällen haben wir durch eine lange orale Verabreichung immer noch weitere Besserungen gesehen (z. B. abends 10 Globuli über
1 Jahr).

■ **Disci comp. cum Auro**

Manche Wirbelsäulenbeschwerden, besonders
der BWS, treten in Wechselwirkung mit einer
Herz-Kreislauf-Symptomatik auf, oft in der Weise, dass sich die beiden Symptomenkomplexe ge-
genseitig verstärken und der Ursprung der Beschwerden schwer zu eruieren ist. Als Beispiel sei
der 40-jährige A.S. genannt, der nach einer Kar-

riere als Leistungssportler und einer Handwerkerausbildung noch ein akademisches Studium anschloss. Er litt an einem schmerzhaften Wirbelsäulensyndrom; beim Speerwerfen vor 2 Jahren war es zu einer Spondylolisthesis L4-L5 gekommen, auf dem Röntgenbild zeigte sich zusätzlich eine Verwachsung von L5 mit dem Sakrum. Daneben hatte er immer wieder pectanginöse Beschwerden (bei unauffälligem EKG und Herzschall) und hypertone Krisen. Hinzu kamen Perioden seelischer Verstimmung, in denen er sich mit einer hohen, idealistischen Erwartungshaltung von der Welt zurückzog.

Wegen radikulärer Beschwerden bekam er zu Anfang Disci comp. cum Argento verordnet, dann nach kurzer Zeit als für ihn typisches Heilmittel Disci comp. cum Auro. Nach 3 – 4 Wochen war eine deutliche Besserung der beiden Symptomenkomplexe festzustellen, die auch im folgenden Monat weiter fortschritt. Auch seelisch hatte er sich trotz einer Prüfungssituation stabilisiert. Ein Auslassversuch nach 2 Monaten führte zu einem Rezidiv, sodass zunächst die Behandlung mit Disci comp. cum Auro wieder aufgenommen wurde und wiederum eine vergleichbare Besserung erbrachte.

Noch eine akute Aurum-Situation: Eine elegante, herzenswarme Dame W.W. kam in die Sprechstunde mit Herzstichen, interkostalen Schmerzen und aktuellen Partnerschaftsproblemen. Eine s.c. Injektion von Disci comp. cum Auro paravertebral links unter das Schulterblatt ließ sie in Tränen ausbrechen, sodass die Behandlung per os weitergeführt werden musste, aber trotzdem gut anschlug.

■ **Disci comp. cum Stibio**

Antimon (Grauspießglanz) besitzt einerseits die jugendliche bildsame Aufbaukraft der untersonnigen Planetenmetalle, zum anderen aber auch eine formende plastische Kraft im Eiweißstoffwechsel der Organe. Daher ist es bei chronisch-entzündlichen Wirbelsäulenerkrankungen angezeigt, bei denen sich Entzündung und Sklerose durchdringen und überlagern. Gute Erfahrungen wurden mit Disci comp. cum Stibio bei der Bechterew'schen Erkrankung gemacht, besonders in Verbindung mit Harpagophytum (in Tiefpotenz)

und den entsprechenden potenzierten Organpräparaten. Im selben Sinn besteht eine Anwendungsmöglichkeit bei entzündlich reaktivierten Arthrosen bzw. bei Periarthrosen.

5.5 Disci/Viscum-Präparate

Die Mistel wird bei langjährig bestehenden degenerativen Prozessen mit Auskühlung und knöcherner Deformation verwendet.

■ **Disci/Viscum comp. cum Argento (Suppositorien)**

Durch diese Zäpfchen ist, z.B. als abendliche Gabe, eine gute Schmerzbehandlung möglich, anstelle oder zusätzlich zu den Injektionen. Sie lassen sich daher gut bei Patienten mit weiter entferntem Wohnort einsetzen.

Disci/Viscum comp. cum Argento scheint ein Spezifikum für die Claudicatio intermittens spinalis zu sein, indem Argentum die Schmerzen durch Nervenkompression und Viscum den Prozess der knöchernen Einengung bessern.

Hier sei der 75-jährige H.S. mit einem schweren Wirbelsäulensyndrom genannt: Er hatte 1986 eine Operation wegen Discus-Hernie bei L5/S1 durchgemacht, eine weitere Operation brachte ebenfalls keine Besserung der Beschwerden. 1989 erfolgte eine Operation wegen eines Neurinoms auf der Höhe von L2/3, 1998 war eine Spinalkanalstenosierung kaudal von L3 mit den Beschwerden einer Claudicatio intermittens spinalis und ein medialer Discusprolaps L4/5 diagnostiziert worden. Zu Einreibungen mit Aconit-Schmerzöl bekam H.S. Disci/Viscum comp. cum Argento verodnet, je ein Zäpfchen abends und morgens, die seine Schmerzen deutlich linderten.

■ **Disci/Viscum comp. cum Stanno**

Der Mistelzusatz eignet sich für ausgekühlte und ältere Menschen. Die Mistel regt den Wärmeorganismus an und löst Verhärtungen bei Osteochondrose und Spondylarthrose auf. Bei regelmäßiger Gabe können sich sogar Exostosen und Weichteilverkalkungen ein Stück zurückbilden.

H. Spannagel berichtet im „Therapeutischen Erfahrungsaustausch" der WALA in den 1980er-Jahren neben einer Reihe von günstigen Disci-Verläufen von drei therapierefraktären Fällen, in denen Beschwerden an der Wirbelsäule bzw. an den großen Gelenken länger mit anderen Präparaten nicht zu beeinflussen waren. Zu einem späteren Zeitpunkt traten eine Präkanzerose bzw. ein manifestes Karzinom auf. Durch die daraufhin verordnete Mistelbehandlung wurde hier jeweils – als Nebenbefund – auch die Gelenksymptomatik gebessert. Diese Erfahrung zeigt, dass bei Tumorgefährdung parallel zu einem Wirbelsäulensyndrom neben einer diagnostischen Wachsamkeit an eine prophylaktische Viscum-Behandlung z. B. mit diesem Disci-Präparat zu denken ist. Disci/Viscum comp. cum Stanno hat im übrigen auch eine psychische Begleitwirkung bei belasteten, bedrückten und verkrampften Menschen in der zweiten Lebenshälfte.

5.6 Potenzierte Organpräparate als Ergänzung der Disci-Präparate

Die Disci-Präparate können je nach Ausprägung des Krankheitsbildes durch weitere Heilmittel in Form einer Mischinjektion bzw. Trinkampulle ergänzt werden. Potenzierte Organpräparate stärken einerseits die Vitalität und Regenerationsfähigkeit der Gewebe bei chronischen Krankheitsverläufen und/oder älteren Menschen. Andererseits entlasten sie im Akutfall spezifische Strukturen wie irritierte Nerven oder entzündete Gelenke (**Abb. 5**).

5.7 Hinweise zur Anwendung

Es gilt die allgemeine Leitlinie, dass die Potenz um so tiefer gewählt werden muss, je degenerativer und ausgekühlter der Krankheitsprozess ist. Die D8 entspricht der mittleren, gesunden Ausgangslage des Organs und wirkt allgemein ausgleichend und konsolidierend. Geht man in die höheren Potenzstufen, so reguliert man akut entzündliche, schmerzhafte, hyperergische Krankheitsprozesse.

Bei der Verwendung von zu tiefen Potenzen kann es zu Verschlechterungen kommen. Diese Verschlechterungen können gravierender sein, wenn sie Nerven oder Rückenmarksanteile betreffen, die durch die knöcherne Austrittsstelle bzw. den Spinalkanal räumlich eingeengt sind und bei zu starker Anregung mit einem Ödem reagieren.

Als Dosierung wählt man 2 – 3-mal wöchentlich für chronische Fälle und täglich in Akutsituationen. Als Präparate kommen beispielsweise infrage Nervus ischiadicus, Plexus brachialis, Disci intervertebrales (feti), Ligamentum longitudinale anterius/posterius. Genaueres entnehmen Sie dem Organpräparatekompendium der WALA.

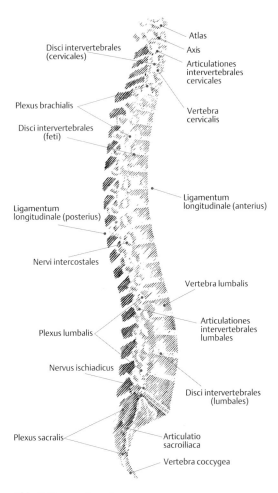

Abb. 5 Organpräparate.

Tab. 2 WALA-Disci-Präparate.

	Empfohlenes Arzneimittel	Darreichungsform	Anwendungsbereich	Spezielle Inhaltsstoffe						
				Arnica e planta tot a	Equisetum ex herba	Argentum metallicum	Stannum metallicum	Viscum Mali e pl. tota	Pulsatilla e floribus	Sonstige
Akute Erkrankungen	Disci comp. cum Argentum	Injektionslösung Globuli velati	Akut entzündliche Arthritiden und Neuritiden (Ischialgie, Brachialgie, Occipital- und Intercostalneuralgie, Parästhesien)	•		•				
	Disci/Rhus tox. comp.	Injektionslösung	Starke Schmerzzustände bei entzündlichen Arthritiden und Neuritiden	•		•				Aconitum e tubere Leontopodium e planta tota Gelsemium e radice Mandragora e rhizoma Rhus toxicondendron e foliis Granit
	Disci/Viscum comp. cum Argento	Suppositorien	Akute Gelenkentzündung und Neuritiden	•		•		•	•	
Chronische Erkrankungen	Disci comp. cum Stanno	Injektionslösung, Globuli velati	Degenerative Erkrankungen der Wirbelsäule (u.a. Gelenke), Haltungsanomalien, Bänderschwäche, Bandscheibenprolaps		•		•			
	Disci/Viscum comp. cum Stanno	Injektionslösung, Globuli velati, Unguentum	Schwere chronisch degenerative Gelenkerkrankungen, auch mit Verkalkungstendenz (Exostosen, Bänderverkalkung, Periarthritis humeroscapularis)				•	•	•	
Spezielle Krankheitssituationen	Disci comp. cum Aesculo	Injektionslösung, Globuli velati, Gelatum	Schmerzzustände in Zusammenhang mit venösen Stauungen im Wirbelsäulen- und Beckenbereich	•						Aesculus e semine
	Disci comp. cum Auro	Injektionslösung, Globuli velati	Aufrichteschwäche mit begleitenden Herz-Kreislauf-Störungen, Stenokardien sowie seelischer Labilität	•						Aurum metallicum
	Disci comp. cum Nicotiana	Injektionslösung, Globuli velati	Juvenile Bildungs-, Entwicklungs- und Haltungsschwäche, Morbus Scheuermann, Juvenile Skoliose, Morbus Bechterew, Spinalkanalstenosen				•	•		Nicotiana e foliis Hypophysis
	Disci comp. cum Pulsatilla	Injektionslösung, Globuli velati, Unguentum, Suppositorien	Osteochondrose bei klimakterischen Beschwerden bzw. venösen Stauungen im Beckenraum				•	•	•	Vivianit (außer bei Supp.)
	Disci comp. cum Stibio	Injektionslösung, Globuli velati	Chronisch-deformierende Gelenkerkrankungen einschließlich M. Bechterew	•						Stibium metallicum

5.8 Weitere wertvolle Heilmittel der anthroposophischen Medizin für spezifische Krankheitsbilder

Johannes Wilkens

■ Agaricus comp./Phosphorus

Agaricus comp./Phosphorus ist das wichtigste Medikament der anthroposophischen Medizin in der Behandlung der **Osteoporose** mit geradezu regelmäßig bewährter Besserung von Schmerz und Bewegungseinschränkung.

In ihm finden sich Muschelkalk – als Repräsentant der Schwerekräfte – und Phosphor – als Element der geschilderten Entartungstendenz – pharmazeutisch in ein neues Gleichgewicht gebracht. Vermittelnd sind Substanzen aus dem einfachen Pflanzenleben enthalten, welche der Matrixauflösung entgegen wirken und deren Neubildung anregen.

■ Betonica D3/Rosmarinus D3aa

Bewährtes Mittel für **Haltungsschwächen** im Allgemeinen. Betonica hat als Lippenblütler eine Beziehung zu Wärmeprozessen, zeigt aber auch eine starke Aufrichtetendenz. Eine noch stärkere Beziehung zur Wärme findet sich im Rosmarin. Beide Pflanzen stützen so die Wirbelsäule und wirken aufrichtend. Betonica/Rosmarin ist nach den Erfahrungen des Orthopäden Hübner besonders bewährt, wenn ein Trauma die Wirbelsäulenbeschwerden ausgelöst hat.

■ Cerussit

Cerussit (Plumbum carbonicum) bewährt sich nach den Erfahrungen der Praxis Studer-Senn besonders bei **Kreuzschmerzen in der Menopause.** Weitere Indikation: schlecht heilende Frakturen von flachen Knochen (Rippen, Wirbel), schlecht heilende Frakturen, **Knochenmetastasen,** Osteoporose. Als Co-Therapie wird Apis D6 (Amp.) verabreicht. Die Dosierung ist 3-mal/Woche je 1 Amp. s.c. In der Regel klingen die Beschwerden nach 3 – 4 Wochen ab.

■ Gelsemium comp.

Gelsemium comp ist das wichtigste Mittel für akuten **muskulären Occipitalschmerz.** Es besteht aus Gelsemium D2 und D14 zusammen mit Bryonia D2 und Vivianit D7. In einer Therapiestudie von Gärtner (Gärtner 1999) konnte mit lokalen Infiltrationen von Gelsemium comp. in 106 behandelten Fällen von muskulärem Okzipitalschmerz eine Responderhäufigkeit von 79% schon nach einmaliger Infiltration erreicht werden! Die Schmerzen verschwinden im Mittel nach 51 Minuten!

■ Kalium aceticum comp.

Im Kalium aceticum comp. wird pharmakologisch der „Weinwerdeprozess" nachgeahmt. Im Verlauf der Herstellung werden die drei zentralen Qualitäten im Wein, also der Weinstein, der Essig und der Weingeist, wieder schrittweise zusammengefügt. Sowohl der Wein wie auch die drei anderen enthaltenen Substanzen Antimonit, Safran und die rote Koralle lassen eine starke Beziehung zum Blut erkennen.

Tatsächlich hat sich das Präparat für die „Migräne" des Gliedmaßensystems, die **Lumbago,** bei eher fleischigen Konstitutionen sehr bewährt. Die Symptome ähneln dem AMB von Kalium carbonicum. Oft hilft bei Versagen von Kalium carbonicum Kalium aceticum comp oder vice versa.

■ Pharmakolith

Pharmakolith (Calcium arsenicosum) D6 Trit wird mit sehr gutem Erfolg in der Praxis von Dr. Walbaum bei **degenerativen Bandscheibenerkrankungen** mit und ohne Ischialgie eingesetzt. Tatsächlich finden sich auch nach Boericke im Arzneimittelbild von Calcium arsenicosum Schmerzen und Steifigkeit nahe am Nacken sowie heftige Rückenschmerzen, die diese Indikation stützen.

■ Solum

In diesem Mittel umgeben potenzierter Ackerschachtelhalm (Equisetum arvense) und Rosskastanie (Aesculus hippocastanum) eine Zubereitung aus dem Torfmoor. Stagnationen im Bindegewebe mit nachfolgender Übersäuerung (dies sind Elemente, wie sie für das Moor charakteristisch sind), Schmerz und Verspannung können durch dieses Mittel aufgelöst werden. Bewährte Indikation bei **muskulären Beschwerden**, welche durch **Wettereinflüsse** – insbesondere Wetterwechsel – überhaupt durch (auch seelische) Außenwelteinflüsse verschlechtert werden.

Nach Georg Soldner ein sehr bewährtes Mittel bei **Knochenmetastasen**: Solum Inject + Periosteum D12 – 15 + Cerussit D8 oder Pyromorphit D8 (je nachdem, ob mehr Calc oder Phos).

▪ Stannum comp.

Ein herausragendes anthroposophisches Arzneimittel für die Behandlung des **Morbus Scheuermann** ist Stannum comp., welches Apatit (also ein natürliches Kalziumphosphat), Gold – das seelische Aufrichtung vermittelt (der Morbus Scheuermann erscheint meist um die Zeit der Pubertätskrise) und Anknüpfung an den Inkarnationsursprung – und Zinn – welches insbesondere die Flüssigkeitsverhältnisse im Bindegewebe zu regulieren vermag – vereint.

▪ Tulipa

Nach Angaben von Spannagel wirkt Tulipa am besten bei **traumatischen Beschwerden der Wirbelsäule**, vor allem der Halswirbelsäule (Spannagel 1983).

6   Beispielhafte Kasuistiken zu den Disci-Präparaten und anderen anthroposophischen Präparaten

Johannes Wilkens

▪ Fall 1: Disci comp. cum Nicotiana

(Wilkens)

Morbus Scheuermann

Anamnese und Untersuchungen
Ein 35-jähriger Patient stellt sich mit seit Monaten bestehenden steten starken Beschwerden in der BWS vor. Hier zeigt sich eine deutliche Gibusbildung bei Zustand nach Morbus Scheuermann in der Jugend. Patient klagt über Beschwerden bei jeglicher Bewegung, er kann sich kaum noch aufrichten und fühlt sich deutlich in seiner Beweglichkeit eingeschränkt. Er hat sehr viel Sport betrieben, besonders das Schwimmen und das Radfahren. Psychisch bestehen Ängste bei jedem öffentlichen Auftritt. In diesen Situationen besteht eine sehr starke Kaltschweißbildung an Stirn wie aber auch Händen und Füßen. Bei dem Vater des Patienten war eine offene Tuberkulose bekannt gewesen.

Fallanalyse
Diese betonte Schwäche der Wirbelsäule im BWS-Bereich bei Zustand nach Tuberkuloseerkrankungen des Vaters weist in der Regel auf Stannum hin, hingegen ist die Neigung zu kaltem Schweiß bei Aufregung eher ein Zeichen für Tabacum.

Verordnung
Disci comp. cum Nicotiana zweimal pro Woche subkutane Injektionen paravertebral im Bereich der BWS.

Verlauf
Schon nach der ersten Injektion deutliche Erleichterung und fast komplette Schmerzreduktion. Patient fühlt sich seither viel wohler, der Schweiß ist wesentlich reduziert, so dass er sich auch in Versammlungen und bei Reden einfacher tut. Gibbus selber unverändert. Beobachtungsdauer fünf Jahre.

▪ Fall 2: Disci comp. cum Argento

(Gerhard Natterer)

Skoliose im Schulalter

Anamnese und Untersuchungen

Elfjähriges Mädchen. Verhältnismäßig lang aufgeschossen. Seit vierzehn Tagen Rückenschmerzen, keine Störung der Brustkyphose und Lendenlordose (eher Flachrücken), aber Linksskoliose der Brustwirbelsäule in leichtem Ausmaß. Rückenlängsmuskeln links neben der oberen Brustwirbelsäule umschrieben verhärtet. Im Röntgenbild keine Störung der Wirbelkörper, aber deutliche Linksskoliose der Brustwirbelsäule.

Verordnung

Disci comp. cum Argento culta D3; Globuli zwei Wochen lang dreimal täglich zehn Kügelchen. Rheumasalbe M, am Abend; morgens warmes Duschen mit Rosmarin-Bademilch. Danach waren die Schmerzen verschwunden. Anschließend fortlaufende Anwendung von Primula Muskelnähröl (WALA) und Betonica D3/Rosmarinus D3 aa; Dilution, dreimal täglich 20 Tropfen.

Verlauf

Kontrolluntersuchung nach sechs Monaten: Das Mädchen ist beschwerdefrei geblieben, im klinischen Befund keine Skoliose mehr. Muskeltastbefund im Rücken regelrecht. (Natterer 1984)

▪ Fall 3: Kalium aceticum comp.

(Wilkens)

Chronisches LWS-Syndrom, Hypokaliämie

Anamnese und Untersuchungen

Der 52-jährigen Patientin geht es schon seit einigen Monaten nicht sonderlich gut. Ausbildung von Fußödemen. Die Haut sei rau und juckt. Im LWS-Bereich beim Liegen und Stehen starke, teilweise stechende Schmerzen. Patientin klagt über sehr viel Arbeitsstress, über Knieschmerzen, wenn sie lange Strecken geht. Insgesamt fühlt sie sich ausgebrannt, schwindlig schon beim Aufstehen, Taubheitsgefühl in den Händen, besonders am Morgen. Allgemein depressive Stimmung.

Verordnung

Patientin erhält aufgrund der Verbindung von Hypokaliämie, kräftiger Typus, Hypästhesie der Arme und stechender Schmerzen der LWS Kalium aceticum comp. D8 3x tgl 10 Tropfen.

Verlauf

Hierunter bereits nach zwei Monaten deutliche Stabilisierung, Ödeme treten nicht mehr auf, die LWS-Beschwerden sind verschwunden. Beim Yoga verspürt sie in der LWS eine deutlich gesteigerte Beweglichkeit. Die Hypästhesie im Bereich der Arme ist vollständig verschwunden. Das Labor zeigt den Kaliumspiegel in der Norm. Die Stimmung weicht einer inneren Gelassenheit.

▪ Fall 4: Tulipa

(Spannagel)

HWS-Stauchung durch Verkehrsunfall

Am 11. Oktober 1982 wurde die Patientin H.L., die wegen eines Hindernisses ihren PKW hart bremsen musste, von hinten durch einen anderen PKW angefahren, so dass sie am nächsten Tag starke Kopfschmerzen hatte. Es handelte sich unstreitig um eine Stauchung der Halswirbelsäule. Eine Injektion mit WALA Disci comp. cum Argento und Tulipa e planta tota D6, sowie eine Injektion Argentum/Rohrzucker beseitigte die Kopfschmerzen auf Dauer. (Spannagel 1983)

▪ Fall 5: Tulipa

(Spannagel)

HWS-Stauchung durch Verkehrsunfall

Auch vor dem Unfall hatte die Patientin schon seit langer Zeit ein Wirbelsäulensyndrom im Sinne eines Cervikalsyndroms ohne weitere anatomische Veränderung. Starke Fehlhaltung der BWS und HWS im Sinne einer ausgesprochenen Geradehaltung. Durch den Unfall hatte sie ganz akute, heftige Schmerzen, die nicht sofort behandelt werden konnten, weil sich die Patientin außerhalb befand. Erst am 22., also drei Tage später, eine Injektion mit Tulipa D6. Schmerzbeseitigung bereits nach drei Minuten. (Spannagel 1983)

■ **Fall 6: Tulipa**

(Spannagel)

HWS-Stauchung durch Verkehrsunfall

Herr M.K. erlitt ebenfalls eine Stauchung der HWS, am Abend des 25.08.1974 durch Verkehrsunfall. In diesem Fall lagen vorher keine Beschwerden vor. Eine Injektion Tulipa D6 am nächsten Morgen beseitigt die Schmerzen innerhalb weniger Stunden. (Spannagel 1983)

■ **Fall 7: Betonica/Rosmarinus**

(Natterer)

Morbus Scheuermann

Anamnese und Untersuchungen
12-jähriger Junge. Lang aufgeschossen, blass, Rundrückenbildung an der Brustwirbelsäule. Beweglichkeit der Brustwirbelsäule nicht mehr ganz frei. Rückenhaut kühl. Keine tastbare Stö-

rung der Rückenmuskeln. Im Röntgenbild Auflockerung der Grund- und Deckplatten an den mittleren Brustwirbelkörpern mit kleinen Schmorlschen Knotenbildungen.

Verordnung
Behandlung für ein Jahr: Betonica D3/Rosmarinus D3 aa; Dilution, fortlaufend dreimal täglich 20 Tropfen. Im achtwöchigen Wechsel Disci comp. Nicotiana; Globuli dreimal täglich zehn Kügelchen, und Thuja occidentalis Argento culta D3; Dilution dreimal täglich 20 Tropfen.

Verlauf
Nach einem Jahr keine Rundrücken mehr, Brustwirbelsäule ist frei beweglich. Die Röntgenkontrolle zeigt, dass die Grund- und Deckplatten an den mittleren Brustwirbelkörpern gegenüber früher geglättet sind und die Struktur im Bereich der Schmorlschen Knotenbildung sich verfestigt haben. (Natterer 1984)

7 Studienlage

Johannes Wilkens

7.1 Vergleich von Akupunktur und paravertebralen Injektionen in der Behandlung von Lumboischialgien

■ **Studiendesign**

Über einen Beobachtungszeitraum von drei Monaten wurden die Ergebnisse der Behandlung von Patienten mit akuten und chronischen Lumboischialgien mit Akupunktur sowie mit paravertebralen Injektionen beobachtet (Härter 1995). Insgesamt 253 Patienten wurden in vier Behandlungsgruppen aufgeteilt.

In einer Vorstudie an 216 Patienten hatte sich die Injektion eines Lokalanästhetikum-Opioid-Gemisches als wirksamer als reine Lokalanästhesieinjektionen gezeigt.

In einer weiteren Behandlungsgruppe wurde dann diese Form der Injektionstherapie (n = 62) mit einer anderen Injektionstherapie (n = 75) verglichen, die ein Lokalanästhetikum mit ergänzenden Zusätzen von Disci cum Stanno oder Disci cum Argento und N. ischiadicus D6 enthielt.

■ **Ergebnisse**

Überraschenderweise zeigte sich nach 6 und 12 Wochen eine deutliche Besserung in der anthroposophischen Gruppe gegenüber dem Opioidgemisch. Die Verbesserungen waren hierbei ähnlich stark wie bei Ergebnissen unter einer alleinigen Akupunkturbehandlung (n = 72). Letztere konnte hingegen auch nicht mehr durch parallele Gaben von Injektionen mit den Disci-Präparaten gesteigert werden (n = 44). Damit zeigt eine Behandlung mit den WALA-Präparaten eine ähnliche Wirksamkeit wie präzise ausgeführte Akupunktur.

Härter kommt zu dem Ergebnis: „Offensichtlich kann die Therapie mit homöopathischen potenzierten Präparaten wie Nervus ischiadicus oder Disci-Präparaten hier einen zusätzlichen langfristigen Effekt einer Entzündungshemmung erzielen." Und an anderer Stelle:

„Die Arbeit mit den anthroposophischen Kompositionsmitteln hat sich schon vor der Studie in Einzelfällen als sehr erfolgreich erwiesen. ... Bei dem akuten Entzündungsgeschehen und Nervenreizung wird Argentum in mittelhoher Potenz bzw. bei chronisch-degenerativen Wirbelsäulenerkrankungen Stannum zugefügt. Bei neuralgischen Schmerzausstrahlung ist es sinnvoll, dem jeweiligen Disci comp. Präparat das entsprechende Nervenorganpräparat, hier Nervus ischiadicus GL, zuzufügen. Die Wirkung ist vor allem spezifisch auf den Enzündungsprozess an der Nervenwurzel gerichtet. Klinisch beobachtet man zunächst einen Rückgang der ischialgieformen Beschwerden, vor allem der Sensibilitätsstörungen der ausstrahlenden Schmerzen in die Beine, während die Schmerzen im lumbosakralen Übergangsbereich oftmals erst später reduziert werden können. Bei der Akupunkturbehandlung beobachtet man häufig eine Besserung in der umgekehrten Reihenfolge". (Härter 1995)

Teil III Homöopathie

8 Die homöopathische Therapie der Wirbelsäulenbeschwerden

Johannes Wilkens

Entgegen dem eher systematischen Ansatz der anthroposophischen Medizin aus der Pathophysiologie und der Naturerkenntnis heraus die entsprechenden Heilmittel zu finden, sieht sich die klassische Homöopathie als Bewahrerin der Intentionen Hahnemanns, aus der Arzneimittelprüfung am Gesunden die Symptome zu sammeln, diese mit den Symptomen des erkrankten Menschen zu vergleichen und dadurch eine Ähnlichkeitsbeziehung zu erstellen. Entsprechend ist vom Grundsatz her jedes Medikament auch für den Rücken geeignet.

Gleichwohl haben sich durch die Erfahrungen der letzten 200 Jahre durchaus spezifische Mittel für die Rückenbeschwerden herauskristallisiert. Manche Autoren wie Dubiez konnten so eine erste Systematik für die Rückenbeschwerden erstellen, auf denen an dieser Stelle weiter aufgebaut werden kann (Dubiez 1961). Interessanterweise sind die für die Wirbelsäule wesentlichen Mittel in der Regel Bestandteil des materiellen Gerüstes der Wirbelsäule wie Phosphor, Calcium carbonicum oder Calcium fluorid und entsprechen den in Kap. 4 beschriebenen „Schwerekräften" der Wirbelsäule. Andererseits sind auffallend viele Rückenmittel mit pflanzlichen Ausgangssubstanzen aus extrem kieselsäurereichen Pflanzen hergestellt, z. B. Bambusa, Equisetum, Symphytum, um nur drei zentrale Pflanzen zu benennen. Sie sind damit eher Träger der „Leichtekräfte" und dem Silicea verwandt, wiederum eines der wichtigsten Mittel der Homöopathie für die Wirbelsäule. Begreift man daher die Wirbelsäule tatsächlich als eine Polarität zwischen Elementen der Schwere (den Wirbeln) und Elementen der Leichte (den Bandscheiben), so sind dadurch auch Ansatzpunkte für einen rationellen Umgang mit den Rückenbeschwerden von Seiten der Homöopathie gegeben.

8.1 Mittelwahl

Grundsätzlich steht die Homöopathie für eine zeitliche Strukturierung in **Akutmittel**, die in der Regel aus dem Pflanzenreich stammen, und **chronische Mittel**, die fast ausschließlich dem Mineralreich oder dem Bereich der Metalle entstammen.

Von Bedeutung für das Verständnis von chronischen Rückenschmerzen ist die **Miasmenlehre** als eine Lehre von den chronischen Krankheiten. Sie wurde von Hahnemann in seinen späten Jahren entwickelt. Demnach stammen alle chronischen Erkrankungen von den drei Urkrankheiten Psora, Sykosis und Syphilis ab bzw. von einer Vermengung von zwei oder drei dieser Krankheiten.

Die Miasmentheorie hat viele Homöopathen fruchtbar beeinflusst. Dabei wird jetzt weniger über die Entstehung spekuliert als über die Wirkungen, die die jeweiligen Miasmen am Physisch-Seelischen setzen. Allgemein durchgesetzt hat sich nun eine homöopathische Dreigliederung der Erkrankungen:

- Die **Psora** wird heutzutage als das Prinzip des Mangels gesehen. Physisch wirkt sich dies als funktionelle Schwäche aus, seelisch finden sich Minderwertigkeitskomplexe und Angstsyndrome.
- Die **Sykosis** hat zu ihrem Prinzip den Überfluss, also ungesteuerte Stoffwechselprozesse, die zu Wucherungen und Ablagerungen führen. Seelisch sind fixe Ideen und Neurosenneigung vorherrschend.
- Die **Syphilis** gibt sich über das Prinzip der Destruktion außerordentlich aggressiv. Physisch finden sich Ulzerationen und Zerstörungen (Autoimmunkrankheiten), seelisch Schuldkomplexe, Psychosen wie auch zwanghaftes Handeln (Waschzwang).

Bei Rückenproblemen würde z. B. ein Morbus Scheuermann oder eine Osteoporose unter den Oberbegriff der Haltungsschwäche und des Substanzmangels und damit der Psora fallen. Hingegen Wucherungstendenzen wie Enchondrome würden in der Regel der Sykose, destruktive Wirbelsäulentendenzen wie z. B. eine multiple Sklerose mit Rückenbeschwerden eher der Syphilis zugeordnet werden.

Wie schon bei Hahnemann wird man aber bei den meisten Wirbelsäulenerkrankungen für die chronische Phase die psorischen Mittel, also Mineralien anwenden.

Die Sykosis ist bei den Wirbelsäulenerkrankungen eher mit der sogenannten hydrogenoiden Konstitution nach v. Grauvogl (1811–1877) verbunden. Dieser hat gefunden, dass die Sykose Beschwerden erzeugt, die sich besonders durch Nässe und Kälte verschlechtern oder gar erst hervorgerufen werden. Tatsächlich ist dieser Faktor in der Behandlung häufig anzutreffen. Die zentralen Mittel sind diesbezüglich Silicea, Natrium sulfuricum, die ausführlich weiter unten geschilderte Aranea diadema, seltener Thuja und Acidum nitricum.

Von den sogenannten syphilitischen Mitteln ist das Gold, das Fluorid und Mercurius von Bedeutung. Insbesondere die Fluorsalze oder auch die Fluorsäure stechen dabei im wahrsten Sinne des Wortes deutlich hervor.

Noch weiter vereinfacht stehen bei der Behandlung der Wirbelsäulenbeschwerden die Mineralien oder Metalle im Vordergrund. Die wesentlichen Mineralien können in den Repertorien unter der Rubrik „Krümmung der Wirbelsäule" nachgelesen werden. Es sind vor allem Calcium carbonicum, Calcium fluoratum, Calcium phosphoricum, Calcium sulfuricum, Mercurius, Phosphor und seine Säure, Silicea und Sulfur. In der Verkrümmung werden ja auch tatsächlich am offensichtlichsten die „chronischen" Folgen einer Fehlfunktion dieses Organs sichtbar.

8.2 Die Behandlung des chronischen Rückenschmerzpatienten

Grundsätzlich lässt sich die Therapie eines chronisch kranken Rückenpatienten komplikationslos begleitend zu einer notwendigen konventionellen Behandlung sowohl in Praxis als auch Klinik durchführen.

In der Akutphase sollte mit wenig zeitlichem Aufwand die für die Arzneiwahl wichtige homöopathische Information erfahren werden. Einerseits bedarf es dafür einer klaren Anamnese; die wichtigsten Informationen ergeben sich jedoch schon aus dem klinischen Befund. Die körperliche Untersuchung sollte mit größter Sorgfalt durchgeführt werden, liefert sie doch durch die Identifikation der betroffenen anatomischen Strukturen auch wegweisende Schlüsselinformationen für die homöopathische Mittelwahl.

Die **körperliche Symptomatik** als Hauptbeschwerde sollte in Bezug auf **Pathologie** (Verhärtung der Muskelgruppen, Hämatom, Krepitation usw.), **betroffene Regionen, Empfindungen, Modalitäten, Begleitbeschwerden** und den **Geistes-/Gemütszustand** erfasst werden. Weitere Informationen betreffen vorangegangene ätiologische Faktoren (z. B. Beschwerdeauftritt nach Baden) und Begleitumstände (Modalitäten, z. B. deutliche Besserung durch Bewegung) und die Grunderkrankungen. Falls möglich, sollten auch konstitutionelle Informationen erfasst werden: Temperaturregulation, Schwitzen, Schlaf, Durst, Appetit, Empfindlichkeiten gegen Klima-, Wetter- und Lufteinflüsse, Geräusche, Gerüche, Berührung. Dies hilft insbesondere in der homöopathischen Nach- und Folgebehandlung. Zusätzliche Informationen ergeben sich aus den Nebenbeschwerden, d. h. welche anatomischen Entitäten zusätzlich erkrankt sind.

Dabei sollte darauf geachtet werden, dass auch pathologisch-strukturell ähnliche Läsionen zu ganz unterschiedlichen Symptomenmustern führen können, die individuell komplett unterschiedlich empfunden und erlebt werden. Hieraus lassen sich die für die Homöopathie elementar wichtigen individualisierenden Informationen ablesen.

Anfänglich wird man aufgrund der erhobenen Daten eher auf die Mittel der Akutphase zurückgreifen und mit diesen Medikamenten beginnen (z. B. recht häufig Aconitum, Rhus toxicondendron, Bryonia). Hierdurch ist in der Regel schon eine deutliche Linderung der Beschwerden möglich. Gleichwohl rezidivieren die Beschwerden gerade bei älteren Patienten doch recht häufig.

Hier sollte dann nach den Kriterien der Fallaufnahme einer chronischen Erkrankung behandelt werden (s. die betreffenden Lehrbücher, z. B. nach wie vor sehr empfehlenswert Köhler, Lehrbuch der Homöopathie).

Meinen eigenen Erfahrungen nach wirken hier die LM-Potenzen (6–18) ausgesprochen gut. Die häufigsten Mittel in der chronischen Behandlung finden sich in den Studienergebnissen von Witt (2005; s. a. Kap. 13.1, S. 85). Nach meinen eigenen Erfahrungen steht weit an der Spitze Kalium carbonicum, gefolgt von den anderen Mineralien, die auch sich im Skelett finden, also Calcium carbonicum, Calcium phosphoricum, Calcium fluoratum, Silicea und Phosphor.

■ **Therapiebeispiel:**

Bei einer Patientin hatten sich nach einem Bad und längerem Aufenthalt im nassen Badeanzug auf einem kalten Stein Blasenbeschwerden sowie Schmerzen und Steifheit im Nacken und Schultern eingestellt. Diese vergingen recht schnell auf das passende akute Mittel Dulcamara D6 3-mal tgl. 5 Globuli.

Bei der Wiedervorstellung gibt sie an, dass sie sich soweit wohl fühle, es seien aber noch dumpfe Schmerzen in der LWS vorhanden. Überhaupt neige sie leicht zu Wirbelsäulenbeschwerden, zumeist in der LWS, die beidseitig zum Becken ausstrahlen. Die Schmerzen selbst seien in der Regel eher stechend oder als ob das Kreuz zerbricht. Sie wacht davon gegen 3 Uhr regelmäßig auf. Z. n. zweimaliger Fehlgeburt im 3. und 4. Monat. Eher kräftige untersetzte Patientin mit Unterlidödemen. Eher depressive Gemütsstimmung.

Auf das für diesen Beschwerdekomplex sehr genau passende Mittel Kalium carbonicum LM6 1-mal tgl. über 6 Wochen eingenommen komplettes Sistieren der Beschwerden.

8.3 Wirbelsäulensegmente und Homöopathie

Die Wirbelsäule und die benachbarten inneren Organe stehen über die Headschen Zonen in einem engen Zusammenhang, der sich in der Homöopathie recht genau abbildet. So strahlen gynäkologische Beschwerden häufig in die LWS aus, sind sexuelle Probleme gar nicht selten mit Steiß-

beinschmerzen verbunden und findet der Herzschmerz nicht selten ein Echo in der Brustwirbelsäule, was z. B. auf den Einsatz von Aurum oder Cactus hinweisen kann ebenso wie eine schwere COPD mit ihren BWS-Verkrümmungen auf Tabacum. Schwierigkeiten sich zu „be-haupten" lokalisieren sich in der Zervikalregion und es mutet merkwürdig an, dass sich dort zwei Pflanzen für diese Beschwerden finden, die selbst schnell zu „knicken" sind: Tulpe und Wollnarzisse.

Auf den Bezug zwischen den Bereichen der Wirbelsäule und ausgewählten homöopathischen Mitteln wird bei der Vorstellung bewährter homöopathischer Arzneimittel eingegangen.

8.4 Anamnese und klinischer Befund

Schon aus den oft wenigen Worten der Anamnese und dem klinischen Befund kann in der Regel recht gut ein passendes homöopathisches Arzneimittel gefunden werden. Dieses ist besonders dann der Fall, wenn eine Causa, eine Ursache für die Beschwerden angegeben werden kann. So wird z. B. ein steifer Hals am Abend nach Cabrioletfahrt in den meisten Fällen einer Behandlung mit Aconitum zugänglich sein oder eine Überanstrengung in der Gartenarbeit und daraus resultierenden Schmerzen und Unruhe, die verhindern, dass man ruhig im Bett liegen kann, sich schnell und sicher mit Rhus toxicodendron bessern.

Anders ist dieses bei den chronischen Leiden. Oft lässt sich keine klare Ursache erkennen, besteht eine Verknüpfung von psychischen Faktoren und auch körperlichen Überlastungssituationen. In diesen Fällen ist eine sorgfältige Fallaufnahme, die konkret nach dem Ort der Beschwerden fragt, den Faktoren für eine Verschlechterung oder Verbesserung, zeitlichen Bezügen (Uhrzeit und Jahreszeit), der Art der Schmerzen, der Ausstrahlung und den Begleitumständen zentral. Ausführlich lässt sich die homöopathische Anamnesetechnik mit den entsprechenden Lehrbüchern gut erlernen. Oft sind es gerade die Begleitumstände oder -leiden, die dann den Ausschlag für das eine oder andere Mittel geben. So klagte ein Fußballspieler über einen unklaren Leistendruckschmerz seit fast einem Jahr, der ihn daran hinderte, weiter zu trainieren. Eine eigentliche Ursache konnte er nicht finden. Parallel zu diesem Leiden, das sich als eine Adduktorenansatztendinose diagnostizieren ließ, bestanden infolge seiner Haupttätigkeit als Programmierer schmerzhafte rote Augen – in dieser Kombination ein typischer Befund für Ruta, das, in der D4 3-mal täglich eingenommen, innerhalb weniger Tage beide Problembereiche heilte.

8.5   Repertorisation

Die Technik der generalisierten Repertorisation ist für den klinischen Alltag besonders geeignet, da sie rasch und zielorientiert die Hauptproblematik erfasst und meist zu einer gut wirksamen Arznei führt. Die Methode lässt sich auch gut in den Klinikalltag integrieren. Insbesondere die Arbeit mit Bönninghausens Therapeutischem Taschenbuch und Bogers Synoptic Key, General Analysis oder auch Phataks Repertory ist geeignet.

Zur **Detail-Repertorisation:** Der klassisch Kent'sche Weg der Fallanalyse eignet sich insbesondere für schwierigere und sehr komplexe Fälle. Hierbei kann anhand von Kent, Murphy, Synthesis oder Complete nach den weniger bekannten Arzneien gesucht werden. Das Vorgehen dauert länger und erfordert Erfahrung mit dem Re-

pertorium. Ein Computerprogramm hilft hier, wertvolle Zeit zu sparen.

8.6   Potenzwahl und Dosierung

In der Regel wird man auch bei den Wirbelsäulenbeschwerden mit tiefen und mittleren Potenzen beste Erfolge erzielen. Dieses sowohl als D-, C- und LM-Potenzen.

Die D-Potenzen eignen sich gut für die akuten Beschwerden: Einnahme stündlich 5 Globuli oder 10 Tropfen bis zur Besserung. Danach in den nächsten Tagen fortfahren 3-mal tgl. 5 Globuli oder 10 Tropfen bis zur gänzlichen Ausheilung.

LM-Potenzen sind besonders bei den chronischen Erkrankungen die Mittel der Wahl. Sie werden nur 1-mal täglich genommen. Man beginnt in den meisten Fällen mit der LM 6, wiederholt diese Potenz bei guter Wirkung und steigt dann langsam über die LM 9 oder 12 bis zur LM 18. Höhere Potenzen werden – mit Ausnahme der Nosoden (Carcinosinum, Tuberkulinum, Medorhinum in der Regel in der D200) – nur selten gebraucht werden.

Als allgemeine Regel kann gelten, dass kräftigere Persönlichkeiten eher von tiefen Potenzen, feinere Naturen hingegen eher von den höheren Potenzen profitieren.

9   Die wichtigsten Arzneimittel gegen Rückenschmerzen

Johannes Wilkens

Es gibt einige homöopathische Arzneimittel, die besonders häufig gegen Rückenschmerzen eingesetzt werden. Die akuten Rückenschmerzen lassen sich zudem in der Regel vor allem infolge der Causa recht gut differenzieren. Meist treten sie als Folge einer Verkühlung, einer Verdrehung, im Rahmen eines fieberhaften Infektes oder auch eines akuten Traumas auf. Schließlich werden im Folgenden Arzneimittel vorgestellt, die einen besonderen Bezug zu bestimmten Regionen der Wirbelsäule aufweisen. Die Mittel werden dabei jeweils in alphabetischer Reihenfolge gelistet.

9.1   Die sechs häufigsten Akutmittel

■ Aconitum napellus

Immer wieder hilft das „Blaulicht" der Natur bei akuten Beschwerden, so auch im Rückenbereich. **Plötzlicher, dramatischer Beginn der Beschwerden,** meistens in den frühen Abendstunden aus dem „Nichts" heraus, besonders nach Einwirkung von trockener kalter Luft (z.B. durch Cabriofahren), aber auch nach sehr heißem Wetter. Verkühlungen von Nacken und LWS. Parallel oft Ausbildung eines fieberhaften Infektes. Kribbeln und Einschlafen der Glieder. Aconitum wirkt in der Regel nur für den akuten Zustand und bedarf für spätere Zustände der Ergänzung. Häufig geht Aconitum Bryonia voran.

Kennzeichnend: plötzlich, heftig, stürmisch, Ruhelosigkeit, Angst, Schockfolgen.

▪ Bryonia

Das Hauptmittel bei **stechenden Schmerzen** besonders in der Kreuzgegend, die durch jegliche Bewegung verschlechtert werden. Bryonia eignet sich mehr für untersetzte robuste reizbare „Lebermenschen". Entsprechend der Leberbetonung rechtsseitiges Mittel. Es sind andere typische Lebersymptome (im weiteren Sinne nach der Lehre der chinesischen Medizin) vorhanden: Trockenheit der Schleimhäute, der Lippen, des Stuhles (wie verbrannt), des evtl. begleitenden trockenen Hustens. Bitterer Geschmack, evtl. Begleitpleuritis rechts.

Verschlechterung durch Bewegung. Besserung durch Ruhe, breitflächigen Druck auf dem erkrankten Bereich, Liegen auf der erkrankten Seite.

▪ Chamomilla

Man staunt immer wieder über die „unerträgliche" Heftigkeit der Kamille, die man doch sonst als so sanftmütig im Kamillentee erlebt. Absolute Intoleranz gegen Schmerz. Weder für die Angehörigen noch für das Klinikpersonal tragbarer Kranker, extreme Reizbarkeit, sodass man sich vor Ungeduld nicht zu halten weiß; die Lumbago stellt sich oft nach einem Zornausbruch ein (DD Nux vomica). Typischer Ausspruch von Angehörigen: „Ich erkenne meinen Mann nicht wieder."

Lumbago mit reißenden Schmerzen. Die Lumbago verschlechtert sich durch Wärmeapplikationen. Hilfreich bei schweren Dysmenorrhoen. Nach Chamomillagabe schnell erstaunlich freundliche und liebenswerte Patienten.

Kennzeichnend: **Un-erträg-lich**, Überempfindlich gegen Schmerzen.

▪ Dulcamara

Dieses Nachtschattengewächs wächst oft an den Ufern der Badeseen. Entsprechend geeignet, wenn Nackensteifigkeit und Lumbosacralschmerz **infolge Durchnässung** (z.B. nasse Badehose, Regenguss) **und Kälte** auftreten. Hauptmittel für eine dadurch mitbedingte Zystitis. Hauptsaison der Arzneimittelwahl August-Oktober, wenn die ersten kühlen Nächte nach warmen Tagen auftreten. Steifheit und Lahmheit im Kreuz und Nacken. Eiskalte Füße. Asthmaneigung oder Asthma wechselnd mit rheumatischen Erscheinungen. Besonders gut bei ehrgeizigen unruhigen Persönlichkeiten geeignet (s. auch Nux vomica). Als Folgemittel bewährt sich oft Natrium sulfuricum.

Kennzeichnend: Folgen von Durchnässung und Kälte.

▪ Nux vomica

Typische Verbindung von meist hexenschussartigen Beschwerden der LWS mit Verschlechterung am frühen Morgen (oft gegen 4.00 Uhr) und bei der geringsten Bewegung. Im Bett muss er sich erst aufsetzen, um sich auf die andere Seite drehen zu können. Es besteht ein Brennen im Bereich der Wirbelsäule.

Parallel seelische „Überreizung": genervt, verärgert, äußerste Empfindlichkeit gegen äußere Eindrücke wie nach einem „Kater".

Zumeist cholerische Persönlichkeiten. Parallel oft gastrointestinale Beschwerden. Im Schmerzbild viel Ähnlichkeit mit Bryonia, daher wird oft als sogenannte Joussetsche Verordnung bei akuter Lumbalgie Bryonia mit Nux vomica im Wechsel in Tiefpotenz gegeben. **Besserung durch Wärme**.

▪ Rhus toxicodendron

Fast in jedem Komplexmittel für Rückenschmerzen (zu Recht!) enthalten. Das klassische Mittel für akute, oft auch für chronische Beschwerden durch Überanstrengung oder Verkühlung der Muskulatur. Ziehende Schmerzen, als ob die Muskeln und Sehnen zu kurz wären. Starke Schmerzen und Steifheit. Lumbosacralschmerzen, überhaupt alle Beschwerden der Wirbelsäule, wenn äußerste **Unruhe und Ruhelosigkeit** bestehen und der Patient sich ständig bewegen muss, sodass er oft nachts das Bett verlassen muss, keine Ruhe findet. Verschlechterung bei Beginn der Bewegung und in feuchter Kälte. Besserung durch Bewegung und trockene Wetter sowie Wärme.

9.2 Causa Auskühlung/ Abkühlung, Zugluft

■ **Aconitum**

Plötzliches Auftreten, Unruhen und Beklemmung. Der Schmerz ist heftig und plötzlich, der Hals steif, es kann ein quetschender Schmerz zwischen den Wirbeln vorhanden sein. Der Kranke kann nachts infolge der Schmerzverschlimmerung nicht schlafen. Es tritt eine sofortige Verschlechterung ein, wenn man sich auf die befallene Seite legt.

■ **Belladonna**

Der Schmerz ist blitzartig, er **tritt unvermutet ein und verschwindet plötzlich** mit Begleiten von Genicksteifigkeit, hervorgerufen durch Husten, Bewegung und besonders durch geringste Erschütterung. Häufig roter Kopf, kalte Extremitäten. Pulsieren in den Karotiden.

Beschwerden, die durch kalten und feuchten Wind hervorgerufen worden ist. Im Unterschied zu Aconitum meistens eher kräftigere Patienten betroffen und eher Schweißneigung. Trockenheit der Schleimhäute. Verschlechterung durch Kälte, Zugluft, Aufregung. Besserung durch Zurückbeugen des Kopfes, Ruhe, Wärme.

■ **Dulcamara**

Steifheit in Hals und Schultern, gebessert durch Wärme. Das Mittel wird in seiner Wirksamkeit noch unterschätzt, hat seinen Platz neben den anderen Solanaceen Tabacum und Belladonna besonders bei Folgen von Durchnässung. Steifheit und Lahmheit über Hals und Schultern. Parallel oft Neigung zu Blasenentzündungen. Besonders häufig im Zeitraum August bis November: Folge von Wetterwechsel von Hitze zu kühlem oder besonders kühl-nassem Wetter. Psychisch zeigt sich häufig ein dominierender besitzergreifender Einfluss. Neigung zur Rechthaberei.

Harndrang bei Kälte. Multiple Formen von Ausschlägen während Menses oder auch flüchtiges Exanthem vor Menses.

Verschlechterung: **Nass-Kaltwerden nach Überhitzung.**

■ **Silicea terra und Ferrum silicicum**

Schwache Wirbelsäule; sehr **zugluftempfindlich am Rücken.** Steißbeinschmerz. Rückenmarksreizung nach Verletzung der Wirbelsäule; bei allen Knochenerkrankungen der Wirbelsäule, besonders **Neigung zur Skoliose.** Eiskalte, schweißige Füße. Bei schüchternen, ängstlichen Patienten mit einerseits durchaus sanftem und liebenswürdigem Wesen, das jedoch im Kontrast zu ihrer Reizbarkeit bei Widerspruch steht. Sie verfolgen alle Ziele mit großer Willenskraft, Zähigkeit und Hartnäckigkeit. Oft hartnäckigste Obstipation.

Bei Ferrum silicicum (= Nontronit) imponiert mehr eine parallel bestehende Anämie, ist die Migränesymptomatik mit Ausstrahlung zum Kopf ausgeprägter.

Frostig, aber Verlangen nach kalten Getränken/ Essen. Verschlechterung durch Kälte (vermeidet jegliche Form von Kälte), Winter, geringster Luftzug, Neumond, während Menses, Entblößen des Kopfes, Impfung. Besserung durch Einhüllen des Kopfes, Wärme, Sommer.

9.3 Causa Traumata

Wenngleich alle Wirbelsäulenabschnitte für die unten genannten Mittel durchaus geeignet sind, haben sich doch Schwerpunkte der Wirksamkeit herauskristallisiert. Dabei zeigt sich eine deutliche Beziehung des leicht zu knickenden Frühlingsgewächses Tulpe sowie der Wollnarzisse zu traumatischen Prozessen der HWS, der Arnika mehr zur BWS, Bellis zum Beckenbereich, der Ruta zum Lumbosacralbereich, des Hypericums zu HWS, Sacralmark und Steißbein.

■ **Arnica**

Immer wieder ein zentrales Mittel bei **Weichteil-kontusion** und Traumata nach Aufprallunfällen besonders im Bereich der BWS. Es imponiert der Zerschlagenheitsschmerz. Der Patient findet sein Bett zu hart und will sich nicht niederlegen. Die betroffene Seite ist sehr berührungsempfindlich.

■ **Bellis perennis**

Schmerzen der Muskeln und der Weichteile besonders im Sinne von posttraumatischen Neuralgien, die auf der Vorderseite der Oberschenkel zu finden sind. Wie bei Arnika muskelkaterartige Beschwerden, jedoch besser durch leichtes Reiben (Hauptunterschied zu Arnica). Besonders geeignet für **Trauma der Beckenregion** und der LWS. Wundes gequetschtes Gefühl im Becken. Starke Schwäche und Müdigkeit. Traumatische Spondylolisthesis.

■ **Hypericum**

Arnica der Nerven. Wichtigstes Mittel bei **Stürzen auf das Steißbein** nach Reitunfällen und ähnlichen Ereignissen, aber auch bei HWS-Schleudertrauma mit **starken Nervenschmerzen**. Übermäßige Schmerzhaftigkeit ist ausreichend für die Verordnung, besonders wenn eine Nervenquetschung oder einer Verletzung nervenreichen Gewebes vorliegt mit Schmerzen, dass die geringste Bewegung den Kranken aufschreien lässt.

■ **Lachnanthes**

Spezifisches Mittel für Halsrheumatismus, Halsstarrigkeit und Nackenschmerz, als wenn der Nacken verrenkt wäre. Frösteln zwischen den Schulterblättern. Schmerzen und Steifheit können sich dem Rücken abwärts fortsetzen oder auch im Gegenteil nach oben zum Kopf ziehen. Der Kopf wird nach einer Seite gedreht (**Torticollis**), Schmerzverschlechterung beim Drehen und Nach-hinten-legen des Kopfes.

■ **Ruta**

Zumeist eine Etage tiefer, im Lumbosacralbereich, liegen die Schmerzen von Ruta graveolens. Wieder imponiert das Gefühl wie zerschlagen. Lumbago verschlimmert am Morgen, wenn der Kranke aufsteht; gebessert in liegender Stellung, aber auch durch Bewegung und Wärme.

Traumatische LWS-Prellungen. **Adduktorenreizungen und Periostverletzungen** finden hier eine bewährte Indikation. Folgen von Überanstrengung der Sehnen, besonders der Beugesehnen. Bei Knochen- oder Periostverletzung von zentraler Bedeutung. Kontrakturen der Beugesehnen. Morbus Dupuytren. Verkürzungsgefühl im M. gluteus maximus. Wichtig gewordenes Mittel im Computerzeitalter, da auch Augenmuskelschmerzen durch Überanstrengung der Augen positiv beeinflusst werden.

■ **Symphytum**

Bei Schmerzen nach altem und frischem Wirbelbruch und osteoporotischen Schmerzen außerordentlich bewährt. Laut Boericke übertrifft es hier selbst Morphin, was ich selber durchaus bestätigen kann. Bestes Mittel bei **Schädelbasisfraktur** in Hochpotenz, allgemein sehr wertvoll bei **Knochenfrakturen**, besonders in Verbindung mit den Kalksalzen (Calc-carb: pyknischer Typus, Calcphos: athletischer Typus, Phosphorus: asthenischer Typus jeweils in tiefer Potenz D4–12) beschleunigt Symphytum die Wundheilung.

■ **Tulipa**

Spezifisches Mittel der anthroposophischen Medizin für HWS-Traumata. Arzneiprüfung nicht bekannt, jedoch zahlreiche Falldokumentationen, die das Mittel zu einer bewährten Indikation bei HWS-Schleudertrauma und Stauchungen als s.c. Injektion (D6) gemacht hat. Typische Indikation scheint die **Steilstellung der HWS** nach Trauma zu sein.

9.4 Die wichtigsten Mittel für die HWS

■ Agaricus

Heftige Krampfzustände der Halsmuskeln. Stechen und Ziehen, **Gefühl von Stichen wie von Eisnadeln**, Gliedererschlaffung, Zittern und krampfartige Stöße in den Gliedern, große schmerzhafte Empfindlichkeit im Niveau der **Wirbelsäule mit starker Berührungsempfindlichkeit**.

Allgemein: Neigung zu **Tics** oder allgemein zu Zuckungen. „Gehirntonikum" für Schüler und Studenten, d. h. allgemein belebende Funktion auf die Hirnleistung bei sehr ängstlichen Patienten. Neigung, Dinge fallen zu lassen. Neigung zu Frostbeulen. Diagonale Beschwerden, d. h. z. B. linker Hals und rechte Hüfte. Häufig Linkshänder. Verlangsamte Entwicklung von Kindern (Sprechen- und Laufenlernen). Ängstlich und unsicher. Neigung zu Stottern. Verschlechterung durch Sitzen, nach Koitus und geistiger Anstrengung, Verbesserung durch Liegen, Schlaf, langsame Bewegungen.

■ Cimicifuga

Krampfartige Muskelschmerzen in der oberen Halswirbelsäule. Steifheit. Empfindlichkeit beim Berühren der Dornfortsätze. Heftige lanzinierende Schmerzen. Parallel bestehen oft Muskelrheuma und Ovarialneuralgien, der sog. Arthralgisch-myalgisch-neuralgische Symtomenkomplex (Donner).

Typische psychische Symptome: schwere Depressionen mit Vorahnungen von Unglück. Verschlimmerung zur Zeit der Regel. Auch wenn dies der Struktur der sonstigen Arzneimittelbilder nicht ganz entspricht, an dieser Stelle zur besseren Verdeutlichung ein Zitat: „Stellen sie sich ein delikates, nervöses, drahthaariges weibliches Wesen vor, eine Person, die in der Sprechstunde vor Ihnen sitzt und sie mit ihrer Schwatzhaftigkeit oder einem schweigsamen deprimierten Wesen aus der Fassung zu bringen droht. Die Frau ist traurig, verzagt und niedergeschlagen, der Krankheitszustand ist wie eine düstere Wolke über sie hereingebrochen. Sie ist von Todesfurcht beseelt und glaubt den Verstand zu verlieren. Ich glaube, man wird es verstehen, daß der Ehemann einer solchen Frau sich aufrafft und seine Gattin dem Arzte zuführt. Wie glücklich aber sind beide, wenn ein Mittel wie Cimicifuga gefunden werden kann, das die Beschwerden der Frau zu heilen vermag" (Dewenter).

Verschlechterung durch Menses, Erregung, feuchtkaltes Wetter und Zugluft, Wind, in der Pubertät und besonders in den Wechseljahren. Verbesserung durch Wärme, frische Luft, Druck und Bewegung.

■ Gelsemium

Eines der besten Mittel für **Schmerzen der HWS, die zum Kopf hochsteigen** (s.c. D30). Parallel bestehen häufig Müdigkeit, kopfgrippeartige Beschwerden mit Müdigkeit und Stumpfheit. Zittern der Beine (wie aus Watte). Zufallen der Augen. Lähmungsartige Schwäche, sodass auch der Hals kaum gehalten werden kann.

Allgemeine Hinweise: Schüchtern. Erwartungsangst. Durchfall vor öffentlichem Auftritt. Feigheit. Folgen von schlechter Nachricht, Kummer, Erregung, Schreck.

Schwindel vom Hinterkopf sich ausbreitend, mit Doppelbildern, Sehstörungen. Überhaupt viele Augensymptome (Ptose, Schwere der Augen). Oft Gleichgewichtsstörungen: schwankt wie betrunken. Verschlechterung durch schlechte Nachrichten, Aufregung, feuchtkaltes Wetter und besonders feuchtwarmes Wetter, Tiefdruck. Verbesserung durch Harnausscheidung und Trinken.

■ Magnesium phosphoricum

Das homöopathische Hauptmittel gegen Krämpfe und starke **neuralgische Schmerzen** zusammen mit Colocynthis (mehr im Bauch) und Cuprum aceticum (mehr Wadenkrämpfe). Neuralgische Schmerzen. Ausstrahlen der Schmerzen zur Schulter.

Psychisch typisch: starkes Jammern über die Schmerzen (ähnlich dem verwandten Hypericum) und Nervosität.

Deutliche Besserung aller Beschwerden durch Wärme und heiße Anwendungen, festen Druck und Sich-Krümmen. Verschlechterung durch kalte Luft und Wasser, Berührung, nachts, rechtsseitig.

9.5 Die wichtigsten Mittel für die BWS

▪ Aurum

Bild des fülligen geschäftigen Unternehmers mit Neigung zu Blutwallungen und rotem Kopf (ähnlich Arnica und Nux vomica). Oft untersetzt mit kräftigen massigen Beinen. Beschwerden treten in der Regel als **durchbohrende Schmerzen** zumeist in der BWS auf und scheinen im Knochen lokalisiert zu sein. Oft nach finanziellen Verlusten oder in schweren Lebenskrisen, die die Patienten sehr mitnehmen. In der Regel Hypertonus. Oft sind bereits Herzerkrankungen bekannt, besonders eine Herzhypertrophie. Verschlechterung der Beschwerden zur Nacht. Zornmütige Patienten, die keinen Widerspruch vertragen. Sehr verantwortungsvolle Menschen, die sich um ihr Geschäft sorgsam kümmern und meist auch eher gehobene Stellungen bekleiden.

Verschlechterung der Beschwerden zur Nacht, durch Kaltwerden, im Winter. Besserung durch Wärme, morgens, im Sommer und durch frische Luft.

▪ Bryonia

Entzündungen der serösen Gelenkhäute: die Schmerzen bessern sich bei völliger (körperlicher und geistiger) Ruhe und verschlechtern sich deutlich bei Bewegung. Bei Verletzungen der Bänder und Muskeln: ruht der Patient, hat er keine oder fast keine Schmerzen, bewegt er sich auch nur ein wenig, steigt der Schmerz stark an, die Bewegungsfähigkeit wird blockiert. Vornehmlich stechende Schmerzen. Bedürfnis nach (finanzieller) Sicherheit. Spricht und träumt vom Geschäft. Zumeist starker Durst. Berstende oder stechende Kopfschmerzen, die die ganze Wirbelsäule hinunter ausstrahlen. Neigung zu fettigen Haaren.

Verschlechterung durch warmes Wetter nach kalten Tagen, kalte Getränke an heißen Tagen oder Erkälten oder Erhitzen im Sommer. Besserung durch Liegen auf der schmerzhaften Seite, Druck, Ruhe.

▪ Calcium phosphoricum

Skolioseneigung (Calcium fluoricum). Wichtigstes homöopathisches Mittel beim **Morbus Scheuermann**.

Schnell hochgewachsene Patienten mit Tendenz zu rascher körperlicher und geistiger Erschöpfung. Permanente Unruhe und **Unzufriedenheit**. „In-karnations-störung", daher Verlangen nach Salz und Geräuchertem sehr ausgeprägt. Wichtigstes Mittel auch allgemein bei „Wachstumsschmerzen" der Kinder. Gelenk- und Knochenschmerzen. Typisches Zeichen: **Glieder schlafen ein**.

Verschlechterung durch Schneeluft, kaltes feuchtes Wetter, körperliche und geistige Anstrengung, Zugluft. Besserung im Sommer und in warmen Ländern.

▪ Lycopodium

Die **rechte Seite** ist steif und geschwollen oder Beschwerden beginnen rechts und wandern nach links. Brennen zwischen den Schulterblättern, Gefühl des Zerreißens zwischen den Schultern oder ein Brennen zwischen den Schultern wie von heißen Kohlen. Neigung zu Blähungen im Unterbauch. In der Regel eher kleinwüchsige Patienten, die hager und welk wirken. Abmagerung von unten nach oben. Frühes Ergrauen. Hypochondrische Veranlagung. Chronische Lebererkrankungen. Neigung zu Gicht und zu Nierensteinen. Handrückenekzeme, zahlreiche Leberflecken. Patienten, die keinen Widerspruch ertragen. Hochmütig.

Typische **Verschlechterung der Beschwerden zwischen 16 und 20 Uhr**, durch Kleiderdruck, warme Zimmer, nach Zorn und Ärger. Besserung durch Bewegung und frische Luft

▪ Phosphor

Große, schlanke, schmalbrüstige Personen mit dünner, durchscheinender Haut, mit nervöser Schwäche und Abmagerung werden besonders positiv von Phosphorus beeinflusst. Oft rote Haare. Typischerweise **Brennen im Rücken**; Schmerz, wie zerbrochen. Hitze zwischen den Schulterblättern. Leichtes Erwachen zur Nacht bei geringsten

Geräuschen. Tendenz zu blauen Flecken (DD Schlangengifte).

Allgemein recht lebhafter Typus, der rasch zu lernen vermag. Sanguinisch. Schnell interessiert, schnell erschöpft. An anderen Erkrankungen Neigung zu Hepatiden oder Neurodermitis.

Nachts oft Heißhunger oder Durst auf kalte Getränke.

Verschlechterung durch Kälte und Wetterwechsel, Besserung durch kurzen Schlaf und Massagen.

■ Rhus toxicodendron

Bei Einwirken durch feuchte Kälte oder Überanstrengung oder **Verhebetrauma** kommt es leicht zu ziehenden Schmerzen, die sich bis in die Arme erstrecken können. Knacken der Gelenke. Die Schmerzen verschlechtern sich nachts, sodass er kaum schlafen kann und sich ständig bewegen muss. Beschwerden verhindern dann jegliche Lebensfreude.

Steifheitsgefühle am ganzen Körper. Unfähigkeit, seelisch und physisch zur Ruhe zu kommen.

Neigung zu Herpes-Ausschlägen.

Folgen von Durchnässung (besonders nach Überhitzung) oder auch zu langem Baden.

Verschlechterung nach Mitternacht, bei Regen. Überhaupt feuchtkaltes Wetter, bei Beginn einer Bewegung. Verbesserung durch Wärme, Trockenheit, sehr heißes Wasser, fortgesetzte Bewegung, Strecken, Lagewechsel, Reiben.

■ Tabacum

Tabacum lässt sich nach wie vor weniger aus den Lehrbüchern der Homöopathie als aus der Toxikologie und der Tabakwerbung erlernen. In der Regel hagere ausgemergelte Patienten mit parallel häufig vorhandenen chronischen Atemwegserkrankungen. COPD, Asthma bronchiale. **Gibbusbildung.** Parallel leicht kaltschweißig, teilweise Kreislaufschwäche. Alte Raucher. „Gefäßwracks" und „Knochenwracks". Unruhige hastige Patienten. Neigung zu Muskelatrophien und Knochennekrosen. Zentrale orthopädische Indikationen: Morbus Scheuermann, Rundrücken, Gibbus, Skoliose, Spinalkanalstenose, Knochennekrosen. Patienten leiden meistens an einer **Kreislaufschwä**che mit kalten Händen und Füßen oder leichten Schweißausbrüchen.

■ Die Weidenmistel (Iscucin salicis A-C)

Bei allen fibromyalgieartigen Beschwerden der HWS-BWS mit schmerzhaften tenderpoints der Sehnenansätze. Der Typus erinnert sehr an Natrium muriaticum. Festhalten und Durchhalten, nur keine Veränderung der Lebensumstände. Erstarrung. S.c. Injektionen 2-mal/Woche. Die Weidenmistel ist in höheren Potenzstufen bei rheumatischen Beschwerden als Immunmodulator eine sehr nützliche Hilfe.

9.6 Die wichtigsten Mittel für die LWS

■ Aesculus

Zentrales Mittel bei Beschwerden im **Ileosacralgelenk.** Schmerzen zwischen den Schulterblättern; Schwächegefühl in der Wirbelsäulengegend; der Rücken und die Beine versagen. Morbus Bechterew. Immer dann geeignet, wenn Varizen der Beine sich finden und auch über der LWS die Venen gut zu sehen sind und **Hämorrhoiden** bestehen.

Allgemeine venöse Stauung, alles ist verlangsamt, Verdauung, Herz, Darmbewegung etc. Pfortaderstauung. Der Rücken schmerzt und versagt und macht den Patienten arbeitsunfähig.

Verschlechterung am Morgen beim Aufwachen, jegliche Bewegung, Gehen, Stuhlgang, nach dem Essen, nachmittags, Stehen, stickige Räume. Besserung durch kühle Luft, im Freien.

■ Aloe

Schmerz in der Lenden und der Kreuzbeingegend; verschlimmert durch Bewegung; Gefühl von Stichen durch das Kreuzbein. Die Lumbalgie wechselt mit Kopfschmerzen und Hämorrhoiden ab. Meistens **cholerische Patienten** (DD Nux vomica) mit starker Unzufriedenheit über sich selbst. Nach Boericke eines der wichtigsten Mittel allgemein für die Folgen von sitzender Tätigkeit. Ein modernes Mittel, das erstaunlich oft gute Dienste schon in der Urtinktur aufweist. Folgen von Bestrahlungen (DD Radium bromatum). Morgendliche Durchfälle. Wie bei Aesculus Neigung zu Hämorrhoiden. Verschlechterung nach dem Essen, im Sommer, an heißen Tagen mit kühlen Abenden. Besserung abends und durch kalte Anwendungen.

■ Antimonium tartaricum

Dieses Mittel wird in der Regel nur bei schweren Pneumonien eingesetzt, ist aber auch im LWS-Bereich hilfreich. Antimonium ersetzt im Alter den Schwefel, der sich nach dem 50. Lebensjahr in der Praxis nur noch sehr selten einfindet. Die kleinste Anstrengung, sich zu rühren, ruft heftigen Schmerz und Schweiß hervor. Schmerzzentrum im Kreuzbein und in der Lendengegend. Der Kranke hat das Gefühl von einer **Schwere in der Gegend des Steißbeins**, mit starkem Ziehen nach unten (ähnlich Helonias). Der Schmerz wird von Muskelkontraktionen und Zittern der Glieder begleitet. Eher feiste Persönlichkeiten mit Neigung zur Fettsucht. Großer Durst auf kaltes Wasser sowie Verlangen nach sauren Dingen wie Äpfel, Obst und Säuren. Verschlechterung durch feuchtkaltes Wetter, Kellerräume, nachts und durch Wetterwechsel im Frühjahr. Besserung durch kalte, frische Luft, Aufsitzen und Liegen auf der rechten Seite.

■ Aranea diadema

Beschwerden sind alle durch Periodizität, **Kälte und große Empfindlichkeit gegen Feuchtigkeit** charakterisiert. **Gefühl, als wären die Extremitäten vergrößert und schwerer.** Patienten erwachen nachts mit dem Gefühl, als hätten die Hände die doppelte Größe. Bewährt bei Neuralgien. Ischialgieartige Beschwerden. Schmerzen rheumatischer Art in zahlreichen Gliedern. Oft auch Nackensteifigkeit. Tremor der Hände. Sehr unruhige agile Patienten mit Neigung zum **Zigarettenabusus.** Oft auch starke sexuelle Bedürfnisse oder Neigung zur „Internet-Sucht". In der Regel eher hagere Patienten.

Mezger: „...habe ich bei Arthrosen und Arthritiden, bei Neuritiden und Neuralgien, bei Spondylosen aller Art – also allein schon bei Vorliegen dieser pathotropen Prozesse – oft vorzügliche Erfolge erzielt. Gerade bei chronischen Prozessen sollte man an diese Möglichkeit denken. Ich gebrauche dann subcutane Injektionen wöchentlich 1–2-mal von D12, absteigend auf D8." (Mezger 1995)

Verschlechterung durch feuchtes Wetter, morgens, am späten Nachmittag und um Mitternacht. Besserung durch Tabak rauchen.

■ Bambusa

Schmerzen der Lumbalregion, dumpf, stechend, schießend; Schwächegefühl der Wirbelsäule, Morbus Bechterew, **Gefühl von Steifheit wie ein Stock,** Hypermobile Wirbelsäule, Knacken der Wirbelsäule. Rezidivierende Wirbelblockierungen. Eines der wichtigsten Mittel für den Morbus Bechterew und Skoliosen. Auch der Nacken kann steif werden. Gefühl als ob sich der Kopf ständig vergrößert. Psychisch: Fühlt sich hilflos, ausgeliefert oder völlig überfordert durch die tagtäglichen Anforderungen. Vergesslichkeit. Teilnahmslosigkeit.

Verschlechterung durch Kälte, Zugluft und Wetterwechsel.

Auslöser: Arbeitsüberlastung.

■ Berberis

Bohrender Schmerz mit Steifheit der LWS linksbetont; Schwierigkeit, sich zu erheben, Einschlafen der Glieder. Mitunter **Ausstrahlung der Schmerzen** zum Abdomen, den Hüften und typischer Weise in die **Leistengegend.** Es besteht oft ein Gefühl des Stechens in der Nierengegend, das gegen die Harnblase ausstrahlt, häufig roter Harnsatz. Parallel und wegweisend sind die allgemeine Neigung zu gichtig-rheumatischen Ablagerungen sowie die Neigung zu Blasen- und Nierensteinen. Schnell wechselnde und alternierende Symptome. Nach Boericke besonders bei eher kräftigen feisten Personen mit Neigung zum Schlemmen geeignet. Verschlechterung durch Bewegung, Fahren, Erschütterung wie auch vor und während der Menses.

■ Bryonia

Entzündungen der serösen Gelenkhäute: die Schmerzen **bessern sich bei völliger (körperlicher und geistiger) Ruhe** und verschlimmern sich deutlich bei Bewegung. Bei Verletzungen der Bänder und Muskeln: ruht der Patient, hat er keine oder fast keine Schmerzen, bewegt er sich auch nur ein wenig, steigt der Schmerz stark an, die Bewegungsfähigkeit wird blockiert. Vornehmlich stechende Schmerzen. Bedürfnis nach (finanzieller) Sicherheit. Starker Durst. Häufig trockene Lippen.

■ Calcium carbonicum

Wichtiges Mittel für blasse, schwache, schüchterne, ängstliche Personen, die bei jeder Art körperlicher Anstrengung leicht ermüden und schwitzen. Kräftig gebaute Patienten. Pastöser Habitus. Meistens feucht-kalte Hände. Viel Schweiß, besonders am Kopf. **Großköpfige Patienten.** Zahlreiche Skoliosen oder Fehlhaltungen und -stellungen sind möglich. Verschlechterung durch Kälte, Feuchtigkeit, kaltes Wasser und Waschen. Besserung bei trockener Witterung und durch Wärme.

■ Causticum

„Der Gewinnung der Ausgangssubstanz des HAB geht ein langer Prozeß der Entvitalisierung vor sich: einerseits geht gebrannter Marmor in die Herstellung ein; Marmor entsteht aus sedimentierten Kalkgehäusen (von Meeresweichtieren), die durch tektonische Vorgänge unter hohen Druck und Erwärmung geraten und dabei zu Marmor umkristallisieren und sich verdichten. Andererseits wird für die Herstellung Buchenholzasche verwendet, hinter der ebenfalls der lange Weg von der Substanzbildung des grünen Buchenblattes über die Holzbildung bis zu dessen Verbrennung liegt. Aus diesen Substanzen wird ein Destillat erzeugt (das Motiv der Reinheit spielt für das Verständnis von Causticum ebenfalls eine zentrale Rolle), das potenziert wird." (Soldner/Stellmann 2001)

Damit sehr gut geeignet für alle Prozesse mit starkem **Vitalitätsverlust**: rheumatische Beschwerden, Kraftlosigkeit mit Verschlimmerung durch trockenes kaltes Wetter. Besserung durch Regen und Feuchtigkeit. Wirbelsäulenbeschwerden schlimmer beim Aufstehen vom Sitzen. Typischer Brennschmerz wie bei Phosphor und Sulfur, häufiger noch wunder Schmerz. Neigung zu Schwäche und Heiserkeit. Restless-legs-Syndrom. Starkes Mitleid mit anderen, dabei Depressionen oder auch das Gefühl von Hoffnungslosigkeit. Verschlechterung durch trockene Kälte, Autofahren, Winter und Wind. Besserung durch Feuchtigkeit und Wärme.

■ Colchicum

Lumbaler oder sacrolumbaler Schmerz, gebessert durch Ruhe und Druck; verschlechtert durch Berührung. Betroffene Gelenke sind, **vergleichbar einem akuten Gichtanfall**, immer rot, heiß und geschwollen. LWS-Beschwerden wenn deutliche Zeichen von Gicht vorhanden sind. Parallel zu den Wirbelsäulenbeschwerden Schmerzen in den Großzehen und dem Daumensattelgelenk. Gefühl von elektrischen Schockwellen durch eine Körperhälfte. Geruch von Nahrung (besonders tierische Nahrung) erregt Übelkeit bis zur Ohnmacht. Verschlechterung durch Bewegung, Berührung, feuchtkaltes Wetter, Wetterwechsel, im Herbst. Besserung durch Wärme und Ruhe.

■ Colocynthis

Krampfartiger, zusammenziehender Schmerz. Taubes Gefühl in der schmerzhaften Partie. Empfindung, als wären die Sehnen zu kurz. Oft kommen die Beschwerden nach Ärger und ungerechter Behandlung. Patient ist äußerst unruhig, reizbar und leicht beleidigt. Eines der wichtigsten Mittel bei Bauchkoliken und Dysmenorrhoe. Verschlechterung durch Kälte, Liegen auf der gesunden Seite und nachts. Besserung durch Wärme, Druck, Anziehen des Beines.

■ Dulcamara

Schmerz im Kreuz, wie nach langem Bücken. Das Mittel der Wahl **nach Nasswerden** und daraus resultierender Steifheit. Lahmheit über Nacken und Schultern. Rheumatismus wechselt mit Durchfall ab. Rheumatische Symptome nach akuten, v.a. unterdrückten Hautausschlägen. Verschlechterung nachts, durch Kälte im Allgemeinen, durch feuchtes, regnerisches Wetter. Besserung durch Umhergehen, äußere Wärme.

■ Equisetum

Rückenschmerzen besonders im Sitzen, Verbesserung durch Gehen und Liegen auf dem Rücken. Neigung zu **chronischen Blasenentzündungen**. Heftige rheumatische Schmerzen in der Gegend des Lumbosakralgelenks und durch das Hüftgelenk, erstreckt sich die Außenseite des Oberschenkels hinab. Verschlechterung auf rechter Seite, durch Bewegung, Druck, Berührung, Hinsetzen. Besserung durch Hinlegen am Nachmittag.

■ Formica rufa

Sehr gut geeignetes „**Umstimmungsmittel**" allgemein, um Beschwerden der LWS zu lindern besonders als s.c. Injektion (D12). Besonders geeignet bei Verschlechterung der Beschwerden durch Nässe und Kälte. Allgemein bei Neigungen zu Erkältungen, zur Krebsvorbeugung, bei Gicht und Gelenkrheumatismus. Arthritisneigung mit Gelenksteifigkeit. Wandernde rheumatische Beschwerden. In der Regel Neigung zu Schweißen, die aber nicht erleichtern. Die kleinste Bewegung erhöht den Schmerz, Druck hingegen bessert die Beschwerden. Die Schmerzen sitzen häufig an den Sehnenansätzen oder an den Insertionsstellen der Ligamente. Häufig parallel: Schnupfen mit verstopfter Nase. Polypen in Nase und Ohr, rheumatische Iritis. Neigung zu Urtikaria. Verschlechterung durch Kälte, Nässe, Bewegung, vor Schneesturm. Besserung durch Reiben und Druck, bei Wärme und nach Mitternacht.

Als „Formica rufa" zu rezeptieren, da unter „Formica" synthetisch hergestellte Ameisensäure im Handel ist, die nicht über die beschriebene Wirkung verfügt.

■ Ginseng

Kombination aus **Lumbago und Ischialgie** bei unter nervöser Erschöpfung oder an einer beginnenden Demenz leidenden Patienten besonders im **Alter**. Gefühl eines quetschenden Schmerzes im Bereich der Lenden und in den Oberschenkeln, akzentuierte Steifheit und Knirschen in den Gelenken. Nächtliche Ausstrahlung in die Beine. Kältegefühl im Bereich der Wirbelsäule und besonders der LWS. Sexuelle Schwächezustände.

■ Gnaphalium

Mittel gegen Lumbago und besonders Ischialgie, die mit dem Leitsymptom **Taubheitsgefühl** einhergeht. Schmerzen strahlen bis zum Fuß aus und werden von Parästhesien oder Taubheit begleitet. Oft auch Waden- und Fußkrämpfe. Völlegefühl im Becken. „Neuritis lumbosacralis". Besserung durch Anziehen der Beine, Liegen auf dem Rücken.

■ Harpagophytum

Harpagophytum hat sich phytotherapeutisch in Studien bei Beschwerden der Hüft-Knie-Gelenke und der LWS bewährt. In der Homöopathie wird es von unterschiedlichen Autoren (Beham, Kant, Stübler) als Spezifikum für den Morbus Bechterew angesehen, besonders als s.c. Injektion in der D4-D6. Tiefere Potenzen führen häufig zu erheblichen Erstverschlechterungen. Seit der neuen Arzneimittelprüfung durch Schuster (2001) konnten zahlreiche Symptome aufgefunden werden, die den Bezug zum Morbus Bechterew und anderen rheumatischen Beschwerdebildern bestätigen: Bewegungslosigkeit, Steifheit und Erstarrung sowohl physisch als auch psychisch: Stillstand der Gedanken und Aktionen, Ruhebedürfnis, Rückzug aus der Welt und Kommunikationsunlust. Die Schmerzen selbst werden als reißend, stechend, schießend beschrieben. Verschlechterung: feuchtes Wetter und Nebel.

■ Hypericum perforatum

Verletzungen der Wirbelsäule und deren Folgeerscheinungen. Die Arnica der Nerven. Homöopathischer Lichtleiter. Folgen von Steißbeinverletzungen. **Jede Verletzung, besonders nach Stich oder Biss, der mit ungewöhnlich starken Schmerzen einhergeht**, weist auf Hypericum hin. Prellungen der Wirbelsäule: die Wirbelsäule und der Patient sind äußerst schmerzempfindlich.

■ Kalium carbonicum

Kardinalsymptome: **Schwäche der LWS bei stechenden Schmerzen oft von einem Beckenkamm zum anderen reichend**. Schweiß. Verschlechterung

3.00 Uhr morgens. Ödembildung. Selten für einen hageren Typus, in der Regel mehr für fleischige weiche Konstitutionstypen geeignet. Die Lumbago von Kalium carbonicum besteht oft schon seit Jahren. Parallel bei den häufiger betroffenen Frauen **Neigung zu Fehlgeburten** oder Schwäche im Kreuz seit der Schwangerschaft. Der reißende stechende Schmerz wird oft als Messerstich beschrieben; er ist in der Lendengegend und im Gesäß vorhanden. Gefühl, als ob das Kreuz zerbricht. Patient ist fast immer schwach und klagt über reichliche und kalte Schweißausbrüche, die bei der geringsten Bewegung eintreten.

■ Natrium muriaticum

Lendenschmerz; verschlimmert am Morgen. Ähnlich wie bei Kalium „Gefühl, wie zerbrochen" in der LWS. Nachts wird der Kranke durch eine schmerzhafte Kontraktur in dem Bereich der Kniekehle geweckt oder kann infolge Rückenschmerzen beim Liegen nicht mehr schlafen. Abmagerung, besonders am Hals, ist markant. Recht typisch ist auch eine **Neigung zu Lippenherpes bei Ekel**. Beugeseitiges Ekzem, große Empfindlichkeit gegen Kälte aber auch gegen **direkte Sonnenbestrahlung**. Heißhunger oder Abneigung gegen Salz. Neben Kalium und Aurum ein klassisches homöopathisches Depressionsmittel, Patienten wirken „wie zur Salzsäule erstarrt".

Verschlechterung besonders auffällig um 10 Uhr morgens und durch direkte Sonnenbestrahlung. Besserung: Liegen auf hartem Boden oder Bett.

■ Nux vomica

Rückenschmerz besonders im Lendenbereich. Brennen in der Wirbelsäule; Verschlechterung 3 bis 4 Uhr morgens besonders nach durchzechten Nächten o.ä. Zervikobrachialneuralgie.

Verschlechterung durch Berührung. Muss sich aufsetzen, um sich im Bett wenden zu können. Zerschlagenheitsschmerz unterhalb der Schulterblätter. Sehr ehrgeizig. Oft cholerisch, fast immer **gereizt**. Besserung abends, durch starken Druck oder feuchte Wärme.

■ Rhus toxicodendron

Gelenk- und Sehnenverletzungen, besser durch Bewegung und beim Warmwerden der Gelenke, Beschwerden durch Nässe oder Erkältungen. Typisch **nach Überlastung und Verheben**. Gelenk-, Sehnen- und Knochenschmerzen der Wirbelsäule zwingen dazu, die schmerzenden Stellen zu bewegen, um sich Erleichterung zu verschaffen.

■ Sulfur

Der Kranke kann sich nicht erheben, ohne die Lenden mit den Händen zu stützen. Weitere Schmerzcharakteristik von Sulfur nach Georg von Keller: „Ich habe Schmerzen im ganzen Rücken. Ich gehe schon ganz krumm. Wenn ich sitze, sitze ich immer vornüber gebeugt. Gerade Sitzen ist schlechter. **Ich möchte am liebsten bucklig laufen**, es tut mir so weh, wenn ich mich aufrichte. Aufrichten, gerade hinstellen tut weh. Krumm sitzen bessert. Morgens, wenn ich aufstehe, muss ich zuerst eine zeitlang ganz bucklig laufen. Morgens muss ich eine Stunde lang gebückt gehen. Wenn ich eine Stunde gelaufen bin morgens, ist es besser. Morgens ist es am schlimmsten, bis ich eine Weile auf bin." (Keller 1980)

■ Tellurium

Metall der 6. Gruppe (wie Sulfur) mit vielen schwefelähnlichen Symptomen. Schmerzhafte Empfindlichkeit der Wirbelsäule. Tiefsitzender Ischiasschmerz. Charakteristisch ist die Verschlechterung durch Husten, Niesen, Lachen, beim Stuhlgang und Liegen auf der schmerzhaften Seite. Übelriechende Absonderungen, kreisförmige Hautausschläge.

■ Valeriana

Schmerzen ziehend, krampfartig, wie elektrische Schläge oder wie verrenkt, strahlen nach außen. Schlechter in Ruhe, im Stehen und abends; besser durch Lagewechsel, Gehen und Reiben. Plötzlicher Wechsel der Gemütszustände und Symptome. Patient ist nervös, erregbar, schwach, zittrig und schlaflos. Sinnestäuschung (als schwebe man in der Luft).

■ Vipera

Unterschenkelthrombosen, Postthrombotisches Syndrom, chronische und akute schmerzhafte venöse Insuffizienz, Basilarisvenenthrombose. **Borreliosen.** Varikose und Phlebitis der Beine mit berstenden Schmerzen, Schwellung von Gesicht, Lippen und Zunge. Aufsteigende Lähmung, die in den Füßen beginnt. Poliomyelitis. Polyneuropathie. Oft hilfreich bei pAVK. Neurologische Erkrankungen der Beine und Arme. Sehr wichtiges Mittel in der Behandlung der PcP bei distal auftretenden schmerzhaften Schwellungen, übertrifft hier in der Wirkung regelmäßig COX-II-Hemmer (Vipera D12 als s.c. Injektion!) und zeigt auch in der Langzeittherapie der PcP zusammen mit der Weidenmistel exzellente Resultate jeweils 1-mal/ Woche s.c. Eine immunsuppressive Medikation kann oft ausgeschlichen werden, die Gelenke bekommen ihre alte Struktur. In der LWS dann von großem Nutzen, wenn die **Beschwerden von Gefäßprozessen ausgehen** (pAVK, Beckenvenenthrombosen etc.) oder die Beschwerden „wie platzend" oder „berstend" empfunden werden.

■ Zincum metallicum

Nach Mezger (1995) und Mössinger (1964) ein sehr wichtiges Mittel, Schmerzen am letzten Brust- oder ersten Lendenwirbel beim Sitzen. **Brennende Schmerzen längs des Rückenmarkes bis zum Sakrum** sind typisch. Nach Mössinger ist Zincum aceticum bei 71 % seiner Ischiasfälle erfolgreich und bessert die Beschwerden innerhalb von ein bis zwei Wochen, wenn das Leiden folgende Zeichen aufweist: Starker Schmerz bei Beginn der Bewegung, Besserung durch mäßige Bewegung nach Ingangkommen, schlimmer in Ruhe, nachts und am frühen Morgen und nach morgendlichem Aufstehen, schlimmer auch nach anstrengendem Gehen, nach allgemeiner körperlicher Anstrengung. Die Dosierung von Mössinger war die D1. Grundsätzlich lässt sich Zincum metallicum vor allem durch das homöopathische Gesamtarzneimittelbild verschreiben, d. h. es sollte eine nervöse Unruhe besonders der Beine bestehen, gekoppelt mit einer seelischen Unruhe. Verschlechterung durch unterdrückte Absonderungen wie Menses, Lochien, Harn, Stuhl, Schweiß, Hautausschlägen. Typisch ist eine nächt-

liche Schlaflosigkeit, große Erschlagenheit am Tage, am Tage fühlt man sich oft wie betäubt.

9.7 Lumbalgie mit Sexualstörungen

■ Agaricus

Starke Berührungsempfindlichkeit der Wirbelsäule. Oft Tics oder Muskelzuckungen. Schmerzen wie von Eisnadeln. Frostbeulen. Verschlechterung nach Koitus, in kalter Luft. Besserung durch Ruhe und Bettwärme.

■ Cobaltum nitricum

Das Eisen der Gliedmaßen (Vitamin B12). Die Lumbalgie verschlimmert sich beim Sitzen, bessert sich beim Aufstehen, beim Gehen und beim Liegen. Schwäche in den Beinen; Lumbago nach Koitus mit Zittern in den unteren Gliedern. Oft sehr gutes Mittel bei Alkoholikern. **Leitend im Labor: MCV-Erhöhung.** Typisch: Pollutionen mit Rückenschmerzen. Verschlechterung durch Sitzen. Besserung im Liegen.

■ Ferrum metallicum

Besonders nächtliche Lumbalgie, die zum Aufstehen und langsamen Auf- und Abgehen zwingt bei Kranken, die blass und aufgetrieben wirken mit plötzlichen Wechsel zwischen Blässe und Gesichtsröte. Anämieneigung. **Große Schwäche obgleich kräftiges Aussehen oder sogar Adipositas.** Häufig parallel Beschwerden im Schultergürtel mit der Unfähigkeit auch nur kleine Lasten zu tragen. Schmerzhafte Müdigkeit der Arme. Neigung zu (sub-)febrilen Zuständen. Durchfall nach jedem Essen. Kalte Hände und Füße. Psychisch: das geringste Geräusch ist unerträglich. Streitsüchtig, leicht erregbar besonders durch Widerspruch. Verschlechterung um Mitternacht, nach Erregung oder Anstrengung. Besserung durch langsame Bewegung und Wärme.

■ Sepia

Schmerz in den Lenden und der Kreuzbeingegend, oft gegen 17 Uhr auftretend. Zumeist eher hagere sportliche Patientinnen mit engem Becken. Die Lumbalgie wird häufig von einem Gefühl der Schwere im Unterleib begleitet. Patientin muss die Beine kreuzen. Neigung zu Gebärmutterprolaps. Allgemein typisch: **Erschlaffung**. **Vielfältige Menstruationsstörungen, Schmerzen erstrecken sich zum Rücken. Zahlreiche (braune) Pigmentflecken.** Neigung zu Hitzewallungen. Psychisch: Launenhaftigkeit. Verlangen zu tanzen. Abneigung gegen geliebte Menschen, überhaupt oft Gefühlsverarmung, kann seine Gefühle nicht ausdrücken. Verschlechterung in warmen, stickigen Räumen, durch Trost, am Meer, vor und während der Menstruation, heißes Wetter, oft auch Schwangerschaft. Besserung durch Bewegung und frische Luft, festen Halt.

▪ Staphisagria

Lumbalgie, die nachts beim Erwachen eintritt. Der Lendenschmerz erinnert an Kalium carbonicum, aber bei Staphisagria gibt es weder Stechen noch Schwäche. Der Schmerz dauert an, ist ziehend, reißend, hervorgerufen oder besonders betont nach Geschlechtsverkehr. Sehr **empfindsame leicht zu kränkende Patienten**, die sich leicht empören können, ihrer Empörung in der Regel aber keinen Raum geben.

9.8 Lumbalgie und Menstruation

▪ Apis

Schwere Dysmenorrhoe, stechende Schmerzen, Herabdrängen des Kreuzes, als ob die Regel kommen würde. Schmerzen im Eierstock während der Regel. Entzündliche Schwellungen der Gelenke.

Allgemein sehr wichtiges Mittel bei Neigung zu allergischen Erscheinungen und **Ödembildung**.

Schmerzen werden als brennend und stechend empfunden mit Unerträglichkeit von Berührung und Druck, **Besserung durch kühle Anwendungen**.

▪ Calcium carbonicum

Zervikale Schmerzen während der Regel. Eher fettleibige Frauen mit Neigung zu starken (sauer riechenden) Schweißen. Rasche Ermüdbarkeit.

Empfindlichkeit auf Kälte, Nässe und feuchtkalte Witterungen. Schnelle und leichte Erkältlichkeit. **Großköpfige** Frauen. Regel zu früh, zu lang und zu stark. Zahlreiche Ängste, sieht alles von der schlimmsten Seite. Mutlosigkeit.

▪ Causticum

Reißender Rückenschmerz vor und während der Regel. Die Regel fließt nur am Tage. Allgemeine Verschlechterung des körperlichen und seelischen Zustandes vor und während der Regel. Zahlreiche Gelenkbeschwerden mit typischer Verschlechterung durch trockenes kaltes Wetter und Besserung durch Regenwetter und Feuchtigkeit. Deformierende Erkrankungen mit Verkürzungsgefühlen und brennenden Schmerzen. Gelenkkrachen wie bei Rhus toxicodendron.

Sehr mitfühlend, verträgt keine Ungerechtigkeiten. Ängste zur Nacht und beim Alleinsein.

Typus ähnlich wie Phosphor, aber sehr viel schwerfälliger. Eines der häufigsten Mittel im **Alter**.

▪ Cimicifuga

Kreuz schwach und überempfindlich gegen leichteste Berührung. Herabdrängende hin- und herziehende Schmerzen während der Regel. Typisch: **je schwächer die Regel, desto stärker die Schmerzen** und vice versa. Häufiger Wechsel der Beschwerden sowohl im seelischen als auch im physischen Bereich. Große Unruhe und Nervostät mit Neigung zur Geschwätzigkeit. Depression nach Verschwinden der Mens. Starke Neigung zu Migräne und multiplen Rückenbeschwerden. Rücken wie steif oder verkrampft, stark schießende, reißende Schmerzen oder wie elektrisch empfundene Schläge. Häufig nehmen die Beschwerden ihren Ausgang von einer Hysterektomie (DD Kalium carbonicum, Calcium carbonicum).

▪ Colchicum

Extrem berührungsempfindliches Kreuz, besonders im lumbalen und sacralen Bereich, gebessert durch Ruhe und Druck, verschlechtert durch Berührung. Betroffene Gelenke sind rot, heiß und geschwollen.

Fröstelige Patientinnen mit Neigung zu Gicht, **Schilddrüsenstörungen** oder auch Meningeomen. Kreuzbeschwerden wie „Strahlenkater", daher auch bei Folgen von Bestrahlung nach Unterleibsoperationen sinnvoll anzuwenden.

Parallel zu den Wirbelsäulenbeschwerden Schmerzen in den Großzehen und dem Daumensattelgelenk. Gefühl von elektrischen Schockwellen durch eine Körperhälfte. Geruch von Nahrung (besonders tierische Nahrung) erregt Übelkeit bis zur Ohnmacht.

Verschlechterung von Sonnenaufgang bis Sonnenniedergang, durch Bewegung, Berührung, feuchtkaltes Wetter, Wetterwechsel, im Herbst. Besserung durch Wärme und Ruhe. Besserung durch gebückte Haltung.

■ Formica rufa

Haupt-Routinemittel nach Erwin Schlüren.
Formica rufa D12 s.c. über dem Kreuzbein.

■ Helonias

Schmerz, Schwächegefühl im Kreuzbein und Gefühl eines Gewichts im Rücken. Gefühl von Wundheit im Becken. Typisch ist die **Besserung durch Ablenkung und Beschäftigung.** Eine schöne Charakterisierung findet sich bei Voisin: „Die Frau dieses Typs findet sich auch als verwelkte, traurige Mondäne, die in der Familie unaufhörlich stöhnt, sie habe nicht einmal mehr die Kraft zu reden oder sich für etwas zu interessieren, denn ihr Kopf sei leer – kommt aber eine Freundin zu Besuch, so kann sie stundenlang schwätzen und krähen, ohne eine Müdigkeit zu bemerken, und übrigens empfindet sie sie auch nicht mehr. Abends aber, wenn sie wieder über ihre Erschöpfung jammert und ihr Mann ihr vorhält, das sei ihre eigene Schuld, sie hätte sich doch durch so vieles Reden nicht zu ermüden brauchen, dann geht sie hoch, denn sie ist zudem reizbar und erträgt keinen Widerspruch." (Voisin 1960)

■ Kalium carbonicum

Rückenschmerzen oder Rückenschwäche vor und während der Regel. Stechende Kreuzschmerzen, die häufig von der Wirbelsäule bds zum Beckenkamm, aber auch in die Beine ziehen können. Besondere Verschlimmerung nachts zwischen 3 und 5 Uhr. Allgemein Neigung zu Hypomenorrhoe oder Menorrhagien bei dem passenden Typus: **Schwäche, Schweiß, Rückenschmerzen,** depressive Gemütslage. Frostigkeit und Empfindlichkeit gegen Luftzug.

■ Kalium muriaticum

Schmerzen im Kreuz zum Fuß schießend besonders während der Regel. Neigung zu Bursitiden (besonders Bursitis praepatellaris) und Steifigkeit der Gelenke. Wichtiges Rheumamittel.

Verschlechterung durch Bewegung und Bettwärme, nachts und nach fettreicher Nahrung, feuchte Kälte und Druck. Besserung durch trockene Wärme.

■ Lachesis

Starke Regelkrämpfe und Rückenschmerzen, die durch Eintritt der Regel gebessert werden. Klimakterische **Hitzewallungen** bei ausbleibender oder zu schwacher Mens. Hauptmittel bei allen Beschwerden, die vor allem **linksseitig** sind oder auf der linken Seite beginnen. Neigung zu Gerinnungsstörungen mit blauen Flecken, schlecht heilende Wunden. Hepatitis, allgemein Neigung zu Gefäßleiden wie Thrombosen und Embolien, Blutungen. Psychisch Neigung zu Eifersucht und Neid. Redseligkeit.

Besserung durch frische Luft und Bewegung. Verschlimmerung nach Schlaf oder schläft in die Verschlimmerung hinein, Ruhe.

■ Magnesium carbonicum

Zeitweise ziehende oder **krampfartige Rückenschmerzen** während der Regel. Allgemein sehr starke Beschwerden vor und während der Mens wie **Halsschmerzen,** Schnupfen, Gliederschmerzen. Tendenz zu rheumatischen Beschwerden, besonders nachts gegen 3 Uhr. Kolikartige Bauchschmerzen mit durchfälligem Stuhl auf Milch und Milchprodukte.

Eine Verschreibung sollte den Typus berücksichtigen: starke nervöse Überempfindlichkeit oder auch launisches Verhalten lässt sich häufig finden, aber auch der sanfte harmoniebedürftige Charakter kann profitieren.

Verschlechterung nach dem Schlaf (Gefühl wie zerschlagen dominiert), Neigung zu Erkältlichkeit und zu Krämpfen. Besserung durch Bewegung an der frischen Luft.

■ Magnesium muriaticum

Lumbago mit reißenden Schmerzen beim Bücken und in Bewegung, schlimmer während der Regel. Regel oft bereits nach 3 Wochen wieder erscheinend, dunkel mit schwarzen Klumpen. Schmerzen strahlen dem Verlauf des Ischiasnerv entlang, linksbetont. Unverträglichkeit von Milch, führt zu Übelkeit, Erbrechen und Durchfall. Stuhl wie Schafskot. Typische Verschlechterungszeit 3 Uhr morgens. Morgens unausgeschlafen und müde.

Magnesium chloratum ist besonders geeignet bei Frauen, die „Mobbing-**Opfer**" werden, sehr harmoniebedürftig sind und sich kaum zu wehren wissen.

■ Nux vomica

Großer Druck von innen nach außen während der Regel, die meistens zu stark und zu lang ist. Trias aus **Krämpfen, Kreuzschmerzen, Übelkeit** ist typisch. Schon von Hahnemann als Hauptmittel für eine Dysmenorrhoe angesehen worden. **Reizbarer cholerischer Charakter.** Gehetzte Lebensweise. Nächtliche Kreuzschmerzen, als wolle das Kreuz brechen (Kali-c, Nat-m). Patientinnen müssen sich aufsetzen, um sich umdrehen zu können. Steifigkeit und Reißen im Rücken.

Verschlechterung durch nasskaltes Wetter, morgens, Zorn, Ärger, nach dem Essen. Besserung durch Wärme und kurzen Schlaf.

■ Phosphor

Brennen im Kreuz, besonders bei Verzögerung der Regel, die meistens **hellrot** erscheint. In der Regel eher **große, schlanke, schmalbrüstige** Personen mit dünner, durchscheinender Haut, die leicht zu **nervöser Erschöpfung** neigen. Hitze zwischen den Schulterblättern. Leichtes Erwachen zur Nacht bei geringsten Geräuschen. Nachts oft Heißhunger oder Durst auf kalte Getränke.

Verschlechterung durch Kälte, Wetterwechsel. Besserung durch kurzen Schlaf und Massagen.

■ Pulsatilla

Rückenschmerzen vor der Regel. Pulsatilla ist allgemein das „**Aprilwetter**" der Homöopathie: alles wechselt schnell, alles ist unregelmäßig: die Schmerzen, die Stimmung, der Ort. Die stechenden reißenden Rückenschmerzen wechseln oft den Ort, bessern sich durch Bewegung und verschlechtern sich in Ruhe. Patientinnen benötigen frische Luft. Abneigung gegen fette Speisen. Sehr anlehnungs- und trostbedürftig. Fast ausschließlich geeignet für sanftmütige Naturen.

■ Sarsaparilla

Wehenartige Schmerzen im Rücken während der Regel. Allgemein Neigung zu krampfartigen Nieren- und Blasenschmerzen. **Zahlreiche heftig juckende Hautausschläge** mit Verschlechterung vor der Mens. Blutige Risse an den Fingerenden.

■ Sepia

Kreuzschmerzen mit **Senkungsbeschwerden** besonders vor der Regel. Schwächegefühl in den Lenden. Allgemein schlimmer im Sitzen, Besserung durch Gehen im Freien. Rückenbeschwerden bei Patientinnen mit einem relativen Mangel an Östrogenen, wodurch die betroffenen Frauen einen leicht maskulinen Zug bekommen: Frauenbart, Abneigung gegen die Familie. Parallel häufig (zyklusabhängige) depressive Gemütsverfassung. Zahlreiche braune Flecken auf der Haut. In der Regel eher hagerer Typus.

Eines der häufigsten in der Homöopathie verwendeten Mittel.

■ Viburnum opulus

Heftige hinabziehende Schmerzen im Rücken und Unterbauch, als ob die Regel eintreten wollte. Gebessert durch Herumgehen in der frischen Luft. Patientin kann vor Schmerzen nicht stillstehen oder -sitzen. So genannter pelviner Krampfschmerz (Dysmenorrhoe) vor der Menstruation. Schmerzen strahlen in die Oberschenkel aus. Große Nervosität bei den Beschwerden. Durchfall während der Menstruation (DD Veratrum album).

10 Exkurse zu Aranea diadema und Vipera berus

Johannes Wilkens

10.1 Aranea diadema

Aranea diadema, die Kreuzspinne, hat ebenso wie
die anderen Spinnen eine besondere Beziehung
zum Rückenmark und zu den peripheren Nerven.
Sie stellt daher ein wichtiges Mittel bei Schmerzzuständen und Affektionen des Rückenmarkes
dar.

■ Phänomenologie der Spinnen

Es ist nicht leicht, zu den Spinnen eine adäquate
Beziehung zu finden. Wilhelm Pelikan hat es in einem sehr lesenswerten Artikel über Heilmittel
aus dem Tierreich 1960 getan. Er beschreibt darin,
dass die Spinne außergewöhnliche Sinneswerk-
zeuge hat – Facettenaugen, Gehörorgane in den
Beinen, zu Kiefern entwickelte Fühler, zudem eine ausgesprochene Wetterfühligkeit.

Er schreibt: Die Spinne „wird impulsiert durch
das Zusammenleben mit einer übersinnlichen
Kräftewelt, aus der das Sinnlich-Tatsächliche erst
jeweils wird. Anders kann man „prophetische
Sinne" wie die Wetterfühligkeit nicht begreifen.
Es ist ein solches Tier umgeben von einer Sphäre
höherer Intelligenz und Voraussicht, die es diri-
giert und in die Welt hineinordnet; die ihm Statik
und Geometrie verleiht, die im Netzbau so deutlich manifest werden, und Meteorologie dazu –
ohne das vermittelnde Leibesorgane zwischen
solcher vermittelnder Intelligenz und der daraus
erwachsenen „sinnvollen" Tätigkeit aufzufinden
sind." (Pelikan 1960) An anderer Stelle: Die Spinne ist „ein Tier des Zwielichtes, ja der Dunkelheit.
… Die Spinne setzt ihre Leiblichkeit im Netz über
sich selbst hinaus fort, in das Luftreich hinein; …
Die Spinne strebt also nach dem Luftbereich, dessen innere Verwandlungskräfte „im Wetterge-
schehen" sie instinktiv miterlebt!"

Unter der in *Geisteswissenschaft und Medizin*
veröffentlichten Vortragsreihe hat Rudolf Steiner
im 15. Vortrag vom 04.04.1920 dargestellt, wie
sich die Kreuzspinne der geistigen Forschung dar-

stellt. Danach ist sie mit ihrer ganzen Organisation „eingespannt in gewisse kosmische Zusammenhänge außerirdischer Natur", wovon die ganze Art ihrer Gliedmaßenbildung, auch ihre Zeich-
nung herrühre. Sie habe viel planetarisches Leben
in sich. Es seien Beziehungen zu kosmischen Ge-
staltungskräften da, welche höhere Tiere, z.B. die
Vogelnatur, in das Innere ihrer Organisation verlegt hätten.

Merkwürdigerweise wird im weiteren Fortgan-
ge des Vortrages von Steiner noch auf die Polarität
von moderner „raffinierter" Intellektualität und
„raffinierter" Sexualität eingegangen: „Einseitig
treiben auf der einen Seite die Sachen nach einer
raffinierten Intellektualität und auf der anderen
Seite nach einer raffinierten Sexualität. Dasjenige,
was zentral bei der Urmenschheit noch war, wird
bei der modernen Menschheit in diese zwei Pole
einfach auseinandergetrieben." (Steiner 1990)

Die Kreuzspinne scheint demnach genau für
diese Neu-Verbindung der beiden Pole besonders
bei Intellektuellen geeignet zu sein. Zu beachten
ist auch Steiners zweifacher Gebrauch des Wortes
„raffiniert".

Der Homöopath Emil Schlegel beschreibt die
Kreuzspinne folgendermaßen: „Acht geschickte
Beine mit differenzierten Leistungen – nicht mit
ungeschickten einförmigen Bewegungsmöglich-
keiten wie beim Tausendfuß oder Skolopender –
sowie die außerordentlich entwickelten Beiß-
und Fresswerkzeuge, samt der wohlbeherrschten
Spinndrüsen, verbürgen eine überlegene periphere Innervation, reiche sensible Wahrnehmung
und überlegene motorische Impulse. Unter Wirkung dieses dem Menschen feindlichen Eigenle-
bens zeigt das Arzneibild körperliche Unruhe,
Veitstanz, Besserung der Beschwerden durch Ab-
reagieren, also z.B. durch Tanzen beim Tarantel-
biss. Die hohe Sensitivität tendiert dabei zu nervöser Überempfindlichkeit. Sie erstreckt sich bei
der Bewitterung nicht nur auf die Wärmegrade,
sondern auch auf Bewölkung, Sonnenschein, Luft-
trockenheit: nur Wärme und Sonne vermitteln

Beute. Dies spricht sich im Arzneiprüfungsbild dahin aus, dass jede vor der Sonne vorübergehende Wolke neuralgisch gespürt wird, dass der Leidende bis in die Knochen friert." (Schlegel 1987)

Bei den genannten Autoren wird immer wieder der Begriff „raffiniert" im Bezug auf die Spinne verwendet, andererseits auf die sehr ausgebildeten Gefühls- und Sinnesorgane. Es bleibt zu schauen, inwiefern diese Verbindung aus viel kosmischer Substanz und der raffinierten Sexualität zueinander passen.

■ Das homöopathische Arzneimittelbild

Betrachtet sei nun das Arzneimittelbild von Aranea diadema, der Kreuzspinne.

Wie schon so oft verdanken wir wichtige Verständnisfragen zu diesem Gift den Darstellungen von Julius Mezger (Mezger 1995). Dieser hat 1952 eine Arzneimittelprüfung mit Aranea ixobola, einer in Amerika und Europa heimischen Kreuzspinne von schwarzer Farbe, die die Aranea diadema an Größe übertrifft, durchgeführt. Mezger gibt an, dass die Prüfer unter einem Gefühl großer Unruhe und innerer Hast litten:

Es konnte ihnen nichts schnell genug gehen, die Zeit verging zu langsam. Inneres Zittern oder die Empfindung, wie wenn sie unter elektrischem Strom stünden. Konzentrationsfähigkeit und geistige Sammlung waren deutlich herabgesetzt. Es zeigte sich Zerstreutheit und eine Schwäche bei der geistigen Arbeit, eine Nervosität wie bei Tabakrauchern trat auf. Bei einigen Prüfern fand sich entsprechend auch ein bis auf das Doppelte gesteigerter Zigarettenkonsum. Sehr häufig fanden sich Kopfschmerzen mit Benommenheit, vornehmlich an der rechten Stirn oder der rechten Scheitelbahn. Ähnlich wie bei Gelsemium wurden Kopfschmerzen durch eine Harnflut beendet. Schreckliche und beängstigende Träume von einer ungewöhnlich lebhaften Plastizität quälten die Schläfer. Im Mund und Rachen fanden sich Trockenheit und starker Durst. Der Stuhl hatte häufig eine gelbliche bis hellgraue Farbe, stank aashaft und zeigte sich mehrfach durchfällig. Bei einem Prüfer entsprechend auch Sklerenikterus. Druckgefühl im Magen wie von einem Stein. Spastische Zustände des Magen-Darm-Kanals und der Gallenblase. Besserung durch Rückwärtsbeugen.

Tonussteigerung und Hyperreflexie der Muskulatur. Steter Bewegungsdrang, verstärkter Tremor der Hände, Nackensteifigkeit und Lumbago. Hervorzuheben ist das Bild einer Brachialgia paraesthesia nocturna, nämlich das Gefühl, als ob die rechte Hand viel schwerer wäre als die linke, auch als ob die rechte Hand viel größer und ungelenker wäre als die linke. Ein Frieren und Frösteln charakterisiert Aranea ixobola, selbst im warmen Zimmer besteht Frostneigung. Besserung durch Bohnenkaffee. Spasmen, nicht nur der willkürlichen und unwillkürlichen Muskulatur, sondern auch des Gefäßsystems und entsprechend Angina-pectoris-Erscheinungen. Kollapsähnliche Zustände bzw. auch Zeichen kapilarer Stase, die sich an den Ohren in einer dunklen Röte und an der Nase in einer blau-roten Färbung zeigten. Deutliche Störung der Wärmeregulation, ähnlich wie bei den Schlangengiften, Gefühl selbst im warmen Zimmer wie vor dem Ausbruch einer Erkältung. Beziehung zu rheumatischen Prozessen an den Gelenken, den Muskeln und den peripheren Nerven.

Mezger gibt an, dass er oft vorzügliche Erfolge bei Arthrosen und Arthritiden, bei Neuritiden und Neuralgien und bei Spondylosen vor allem mit subcutanen Injektionen ein- bis zweimal von D12 absteigend auf D8 vermerkt hat.

Neben der wichtigen Arzneimittelprüfung von Aranea ixobola ist auch die kleine Arzneimittelprüfung von Grauvogls aus dem 19. Jahrhundert an nur zwei Prüfern zu erwähnen. Nach von Grauvogl hat Aranea diadema eine klare Wirkung auf die hydrogenoide Konstitution, d. h. auf Patienten, die unter einem vermehrten Wassergehalt der Gewebe und Wasserüberladung des Blutes leiden und sehr empfindlich auf feuchte Umgebung, auf wasserreiche Nahrungsmittel oder auch auf Wetterwechsel reagieren (zitiert bei Mezger 1995).

Eine neue Arzneimittelprüfung von Aranea diadema findet sich bei Hedwig Kaeske-Eccius in der deutschen-homöopathischen Monatsschrift 1958. Auch diese wird bei Mezger erwähnt (Mezger 1995). Hierbei fand sich eine Polyglobulie und eine Leukozytose. Charakteristisch für die Indikation von Aranea diadema ist die periodische Wiederkehr von neuralgischen Schmerzen mit Kälteschauern sowie ein Vergrößerungsgefühl der befallenen Teile und das Gefühl von Ameisenlaufen.

Die Beschwerden werden meistens durch Rauchen verbessert, durch Kälte und Anstrengung indes verschlechtert. Bei Frau Kaeske-Eccius zeigte sich eine starke Beziehung zum Nervus trigeminus mit Schmerzen in diesem Bereich, aber auch im Bereich des Nervus occipitalis. Doppelsehen, brennende und stechende Schmerzen im Hals. Dumpfe, grabende Knochenschmerzen, aber auch lähmende Schmerzen der Beine, teilweise war das Bein wie gefühllos und als ob es gar nicht vorhanden wäre. Aschfahl-gelbe Gesichtshaut, Neigung zu Schüttelfrost und Schweißen.

▪ Differenzierung der Spinnengifte

Wenngleich Aranea diadema unser wichtigstes Spinnenmittel ist, sollten auch die anderen Spinnengifte nicht vergessen werden. Letztendlich lässt sich innerhalb des Rückenmarkes eine Dreigliederung durchführen.

Für die Brustwirbelsäule ist an Latrodectus mactans, die Schwarze Witwe, zu denken. Die Wirkung dieser Arznei geht viel stärker auf die Präkordialgegend und sie vermag fast das komplette Bild eines Angina-pectoris-Bildes hervorzubringen. Angina pectoris wie auch überhaupt Herzinfarkterscheinungen bei Rauchern bedürfen zum einen Nicotiana tabacum, aber auch der Schwarzen Witwe.

Höher in der Nackengegend und in den Stammganglien ist Theridion curassavicum, eine westindische Feuerspinne, angesiedelt. In der homöopathischen Arzneimittelprüfung imponiert die Geräuschempfindlichkeit und eine nervöse Hyperästhesie. Theridion hat eine sehr starke Affinität zu Schwindel und Migräne. Der Morbus Menière findet in Theridion sein Hauptmittel.

Eine Beziehung zu der Sexualität und damit auch zum unteren Rückenmark zeigt sich bei Tarantula hispanica, der spanischen Tarantel. Mehr als die anderen Spinnenmittel ist diese Spinne von sexuellen Instinkten geführt. Schon in der Arzneimittelprüfung imponiert die geistige Schlauigkeit wie von einem Fuchs. Damit einher gehen zerstörerische Impulse bei lockerer Moral. Es findet sich eine enorme sexuelle Erregung bis zur Lüsternheit oder bis zum Wahnsinn. Pruritus vulvae und Nymphomanie. Aranea diadema scheint die Erfahrungen der anderen Spinnen in

sich zu vereinen und darf von daher das „ideale" Spinnengift genannt werden.

Alle genannten Spinnen haben in homöopathischer Dosierung eine entschiedene Wirkung auf das Rückenmark und die peripheren Nerven. Die entsprechenden Patienten zeichnen sich durch Kältegefühle und eine extreme Ruhelosigkeit aus, tragen eine starke Kälte in sich und rauchen gerne. Ist dann noch eine sehr starke Beziehung um Wetterwechsel oder überhaupt zu der Verschlechterung aller Beschwerden durch Wetterwechsel gegeben, so sollte bei Erkrankungen, die das Rückenmark betreffen, eine von den genannten Spinnen ausgewählt werden.

▪ Zusammenfassung

Fasse ich die bisherigen Erfahrungen mit den Spinnengiften zusammen, so zeigt sich deutlich, dass eine Polarität zu den Schlangengiften, die im Folgenden noch genauer beschrieben werden, besteht. Die Schlangengifte haben eine sehr starke Empfindlichkeit gegen Wärme, die Spinnengifte gegen Kälte. Die Schlangengifte neigen zum Alkohol, die Spinnengifte zum Tabak. Die Schlangengifte führen zu Beengungs-, die Spinnengifte zu Ausdehnungsgefühlen. Mehr als bei anderen Tiergiften findet man bei den Spinnengiften triebgesteuerte instinktive Tätigkeiten, bei den Schlangen Störungen der Bewusstseinsprozesse. Die psychischen Auffälligkeiten der Schlangengifte sind eher von Leidenschaft geprägt, die Eigenschaften der Spinnen eher von Eiseskälte, von instinktsicherer Raffiniertheit.

10.2 Beispielhafte Kasuistiken Aranea diadema

Alle Kasuistiken stammen vom Autor.

▪ Fall 1

Morbus Bechterew

Anamnese und Untersuchungen
Patientin ist eine attraktive Frau von 37 Jahren, die seit 1 Jahr unter einem gesicherten Morbus Bechterew leidet. HLA B27 positiv. Sie klagte über star-

ke Rückenschmerzen schon seit vielen Jahren, die an Stärke zugenommen haben. Desgleichen plagt sie eine Dysmenorrhoe mit gussartigen, schwersten Erscheinungen. Sie selbst beschreibt es so, als ob sie komplett ausbluten würde im Rhythmus von drei Wochen. Dieses sei schon seit 15 Jahren der Fall. Patientin hat eine weitere Leidenschaft, sie schwärmt für einen bekannten Popsänger. Sie ist in seinem Fan-Club und reist zu jedem Konzert an. Sie versteht es geradezu „instinktiv", ihn nach Konzerten zu treffen. Ihr Mann war diesem Verlangen gegenüber machtlos. Neben diesem Schwärmen steht auch ihr eigener Vater bei ihr hoch im Kurs. Für beide besteht ein Tabu, d. h. sie werden in ihren Fähigkeiten nicht in Zweifel gezogen. Ihr Mann läuft dagegen irgendwie mit. Er ist ihr sehr wichtig, wird aber nicht verehrt. Er arbeitet bei der Polizei. Sorgfältige Haushaltsbevorratung. Gute Köchin. Äußerst geschickte Frau, die für Basare und andere karitative Zwecke gerne strickt und bastelt.

Sie selber kleidet sich modisch, aber eher zu grell. Sehr schlanke Frau, aufreizend wirkend. Starke Kälteempfindlichkeit. Patientin ist für alle da, für die Familie und insbesondere ihre Tochter, die sie umhegt und pflegt. Sie weiß aber auch über andere Menschen gut Bescheid. Eigentlich kennt sie jeden in der kleinen Stadt. Patientin kann unglaublich schnell und flink reden. Schnalzen mit der Zunge.

Bezüglich des Morbus Bechterew starke ziehende Schmerzen der LWS und bohrende Schmerzen im linken Schultergelenk. Manchmal auch das Gefühl, die Arme und Beine würden anschwellen und sich vergrößern. Morgens früh wacht sie mit der Angst auf, was die Menschen um sie herum schon wieder alles von ihr wollen. Sie glaubt deren Ansprüchen nicht mehr gerecht werden zu können. Andererseits plaudert sie gern und viel über die Schwächen anderer Menschen. Dieses mit leichter Tendenz zur Verleumdung. Sexuell ist sie seit 1 Jahr inaktiv, da ihr Mann kein Kind mehr will. Er möchte sie schonen, da er das Gefühl hat, dass sie schon mit einem Kind überfordert sei. Ihr Mann ist bei der Polizei für Einbruchsdelikte zuständig. Die Patientin sieht sehr gerne die TV-Serie „Hinter Gittern", dieses ist ihre Lieblingsserie und es ist nicht möglich, sie von dem Bildschirm wegzubekommen.

Die starke und große Verehrung für ihren Vater und überhaupt ihre Familie und den Popstar, auf der anderen Seite aber die Versteifung im Lendenwirbel- und Sakralbereich ließen den Verdacht auf einen frühkindlichen Missbrauch hochkommen. Im Gespräch mit ihrem Ehemann und ihr wurde nach gefängnisartigen Ideen gefragt oder ob sie sich so etwas wie einen kindlichen Missbrauch vorstellen könne. Tatsächlich hatte auch schon eine andere Ärztin diesen Verdacht geäußert. Bei der Frage, was sie denn wohl so noch hinter Gittern haben könne, lacht sie laut auf. Ihr Vater ist Gefängniswärter gewesen.

Verordnung

Patientin erhielt vor ihrem Urlaub Aranea diadema in der D30, 1-mal pro Woche.

Verlauf

Nach der Rückkehr berichtete sie über folgende Veränderungen. Schon wenige Stunden nach der Mitteleinnahme verspürte sie erste Veränderungen. Sie wurde mit einer Familie bekannt, bei der die Frau einen Hirntumor erlitten hatte. Dieser war zwar operiert worden, es bestand aber weiterhin die stete Angst vor einem Rezidiv. Dieser Frau vermochte sie im Gespräch sehr gut zu helfen.

In gleicher Weise fiel ihr auf, dass sie sich auch gegen anderen Menschen ganz anders benahm und ihnen ganz klar die Meinung sagte. Dieses war ihr bisher in keinster Weise möglich gewesen. Sie kannte zwar jeden, aber konnte sich direkt nur schwer äußern, wurde dann verschämt. Parallel war die Menses diesmal komplett unauffällig und blande und blieb es im weiteren auch. Wenn sie jetzt so durch die Straßen geht, fühlt sie sich fast wie durch einen Zaubergürtel (gr. diadema) geschützt vor den Ansprüchen anderer. Selbst ihrem Chef konnte sie jetzt klar die Meinung sagen und ihm am Telefon wie aber auch im direktem Gespräch widersprechen. All dies war ihr bisher nie möglich gewesen.

Die Schmerzen in der Wirbelsäule lassen deutlich nach. Es bestehen noch Beschwerden, sie lokalisieren sich jetzt mehr auf die linke Schulter. Insgesamt gesehen fühlt sie sich im Augenblick wie ein neugeborener Mensch. „Wenn man sich so in sich verkrampft, wie ich das bisher getan habe, dann ist es ja auch kein Wunder, dass ein Morbus Bechterew kommt" – so ihre Worte.

■ Fall 2

Multiple Sklerose

Anamnese und Untersuchungen
36-jähriger Patient, der seit fast 20 Jahren an den Folgen einer Multiplen Sklerose leidet. Die Geschichte beginnt mit seinem 17. Lebensjahr, damals starb sein bester Freund. Bereits zu diesem Zeitpunkt bemerkte er, dass er sich in der Schule nicht mehr so gut zu konzentrieren vermochte. Als eine weitere wichtige Bezugsperson im folgenden Jahr starb, verschlechterte sich das Augenlicht und langsam aber stetig auch die Laufleistung. Zu seinem 20. Lebensjahr wurde die Diagnose MS gestellt. Als er sich das erste Mal vor vier Jahren bei mir vorstellte, vermochte er am Rollator maximal 50 Meter zu laufen. Steter Nystagmus, starke Schwäche und Müdigkeit. Patient ist seit zehn Jahren anfallsfrei, seitdem er eine eiweißarme Diät konsequent durchführt. Trotz eingehender Anamnese und regelmäßiger Injektion mit Medulla comp. und Xanthokon, die immer für eine gewisse Zeit halfen, ließ sich aber keine wesentliche Besserung erzielen. Im Herbst 2003 stellte er sich dann erneut in der Praxis vor. Er trug Sorge, dass er einen Dauerkatheter eingesetzt bekäme, da sein Restharnvolumen auf 150 ml angestiegen sei. Außerdem steter plötzlicher Urindrang, circa 20- bis 25-mal am Tag. Er ist sehr wetterfühlig und spürt jeden Umschlag von warm zu kalt, aber auch von kalt auf warm.

Verordnung
Aufgrund der positiven Erfahrungen mit Nicotiana tabacum (Todesfälle als Ursache) erfolgte eine regelmäßige Injektion einmal pro Woche mit Nicotiana tabacum D30 sowie Oralgabe von Aranea diadema in der D6 wegen der Wetterempfindlichkeit.

Verlauf
Es konnte innerhalb von drei Monaten eine gute allgemeine Besserung erzielt werden, ein Restharn war nun nicht mehr zu finden, auch ließ sich die Miktionsfrequenz auf 10- bis 14-mal pro Tag

reduzieren. Eine Wirkung, die auch die nächsten Jahre über anhielt.

■ Fall 3

Schwerste Trigeminusneuralgie

Anamnese und Untersuchungen
35-jährige Patientin, die seit zwei Jahren unter einer Trigeminusneuralgie linksseitig leidet. Hauchige Stimme. O-Beine. Spindeldürr. Bildhübsche Frau. Pat. kann wegen der neuralgisch-einschießenden Schmerzen kaum arbeiten. Jedes Bewegen wird aufgrund der erlebten Erschütterungen zur Qual. Multiple Zähne wurden bereits saniert oder gezogen. Keine Besserung. Leere Anamnese. Wohl schwere Konflikte mit ihrem Mann, daher seit 2 Jahren Trennung. Genauere Angaben sind nicht zu bekommen. Keine weiteren Erkrankungen bekannt.

Verordnungen
Behandlung zunächst mit Coffea, Chamomilla, Colocynthis, Spigelia, N. trigeminus D30 aber keine Besserung hierauf. Im Herbst 2003 V.a. Blinddarmentzündung und OP. Sie klagt über Schmerzen vom Rücken bis zur Leiste einschießend gürtelartig (diadema!) mit eisigem Kältegefühl, die auch nach der OP persistierten. Hierauf nun Injektionen mit Aranea diadema D12.

Verlauf
Innerhalb von 1 Woche Wärmeentwicklung und „Wohlgefühl" im Bauch. Trigeminusneuralgie geht schnell auf ihren Ursprungsherd zurück. Noch leichtes Klopfen an einer kleinen Stelle am Kiefer, ansonsten sei sie beschwerdefrei.

■ Fall 4

Sprachstörungen, Lähmungserscheinungen rechter Arm bei Verdacht auf TIA

Anamnese und Untersuchungen
Seit einigen Jahren leidet der 40-jährige Patient unter Depressionen. Diese seien erstmalig aufgetaucht, als er beim Fußballspielen plötzlich durch einen Ellenbogenschlag einen Knacks in die Rip-

pen bekommen habe, hiernach Rückenschmerzen, Bein- und Hodenschmerzen. Nachts hat er das Gefühl, die Hände würden doppelt so groß und schwellen an. Kreislaufstörungen sind seit längerem bekannt. Starker Zigarettenraucher, trinkt viel. Seit einigen Monaten zunehmendes Zittern im Handgelenk beim Schreiben, er schwankt auch beim Laufen, kann sich nicht konzentrieren, teilweise „Blackouts". Treppab gehe er wie auf Eiern.

Vor sieben Jahren hat er sich von seiner Frau getrennt, diese hatte gerade entbunden, da hatte er schon wieder eine neue Frau kennen gelernt und so ging es die Jahre weiter. An sich ist er beziehungsunfähig.

Er hat das Gefühl einer Linie zwischen Kopf und Bauch. Der Kopf kann seine Triebbedürfnisse nicht steuern. Bis zu 5-mal täglich sexueller Drang.

Computerspiel oder Sortieren beruhigt. Seine Frau hat er verlassen, als der Sohn 6 Wochen alt war, jetzt hat er auch noch dauernd Frauen im Kopf. In der Jugend ist er als christlicher junger Mann erzogen worden, Schuldkomplex Sexualität CVJM versus Playboy. Da hat sich in ihm eine Spaltung vollzogen. Der Playboy hatte zunächst gewonnen, das schlechte Gewissen folgt jetzt.

Verordnung
Aranea diadema als LM 6

Verlauf
Schon nach wenigen Tagen war das Zittern behoben. Er ist leistungsfähiger bei der Arbeit, kann sich besser konzentrieren, sprachlich gewandter, Stimmungsschub. Er komme jetzt, 3 Monate nach Medikation, mit seinen Gedanken wieder an seine Gefühle und seine Triebe heran und könne diese steuern. Vorher wäre das wie voneinander getrennt gewesen. Seit Aranea diadema Gefühle im Bauch wie von einem drehenden Riesenrad.

Im weiteren Verlauf über die nächsten zwei Jahre weitere sehr gute Stabilisierung. Ergänzend später lediglich Staphisagria als LM-Potenzen.

10.3 Vipera berus

Vipera berus war in der Homöopathie bisher relativ unbekannt. Sie bekommt aber im Zeitalter von chronischen Borreliosen und FSME mehr und mehr Bedeutung gerade auch für schmerzhafte Prozesse an Rücken und Gelenken.

◾ Toxikologie

Der Biss einer Kreuzotter ist sehr schmerzhaft und führt zu zwei symmetrischen circa 1 – 1,5 cm auseinander liegende Bissstellen. Es findet sich eine Nekrose an der Bissstelle, eine umschriebene lokale Schwellung mit blauroter Verfärbung und heftigen Schmerzen. Ausbildung einer Thrombophlebitis lokal; sehr selten ist auch ein Kompartmentsyndrom zu sehen. In manchen Fällen Entwicklung eines angioneurotischen Ödems. Zungenschwellung, Glottisödem, Lippenschwellung. Entzündung der regionalen Lymphknoten. Blutdrucksenkung, Beschwerden von Übelkeit, Erbrechen und Kopfschmerzen können typischerweise vorkommen. Ebenso Schweißausbrüche, ein schneller fadenförmiger Puls und kollaptische Erscheinungen. Selbst Atmungsbeschwerden und Atemlähmung sind möglich. Blutgerinnungsstörungen und Thrombozytenabfall wurden beschrieben. In manchen Fällen auch Ausbildung einer Verbrauchskoagulopathie. Asthmatische Reaktionen oder ein anaphylaktischer Schock sowie depressive Verstimmungen nach einem Biss können sich einstellen.

Zu den Kreuzotterbissen bzw. auch zu den ähnlichen Aspisvipernbissen gibt es eine gute Statistik aus der Schweiz (Meier 2003). Es wurde eine Inzidenz für die Schweiz von 113 Vipernbisse in einem Zeitraum von 16 Jahren berichtet. Dabei kam es zu schweren bis mittelschweren Vergiftungssymptomen.

Konkret kann sich ein Kreuzotterbiss wie in dem hier der „Kinderheilkunde" entnommen Fall auswirken: „Ein Kind war im Gestrüpp von einer Kreuzotter in den linken Außenknöchel gebissen worden. Der Biss verursachte starke Schmerzen. Der linke Fuß verfärbte sich zunehmend livide, und es stellten sich Müdigkeit, Schwitzen und Erbrechen ein. Mit den Zeichen eines progredienten anaphylaktischen Schocks wurde der kleine Patient dann vom Hausarzt in die Klinik eingewiesen. Dort bekämpfte man zunächst die Schmerzen mit Tramadol und Diclofenac und verabreichte Prednisolon und ein Antihistaminikum i.v. Die betroffene Extremität wurde ruhig gestellt und mit Rivanolumschlägen behandelt.

Trotzdem verschlechterte sich der Zustand des Patienten am Folgetag: Das Bein schwoll massiv an, und die Thrombozyten fielen auf 33 000/nl ab. Unter starken Schmerzen wurde der Junge in die Universitätsklinik verlegt.

Dort entschied man sich schließlich, da die Schwellung des Beins noch weiter zunahm und sich das Ödem auf Oberschenkel und Rumpf ausbreitete, etwa 24 Stunden nach dem Schlangenbiss zu einer Injektion von polyvalentem Schlangengiftimmunserum vom Pferd. Doch erst nach wiederholter Antiserumgabe nach weiteren zehn Stunden schwoll das Bein ab." (Steiß 2000)

■ Das homöopathische Arzneimittelbild

Im Boericke werden die Symptome folgendermaßen zusammengefasst:

„Eine Otter-Vergiftung verursacht einen vorübergehenden Anstieg der Reflexaktivität mit darauf folgender Parese, eine Paraplegie der unteren Extremitäten, die sich nach oben ausbreitet. Ähnelt einer akut aufsteigenden Landry-Paralyse. Wirkt besonders auf die Nieren und führt zu Hämaturie. Kardiale Ödeme. Ist bei Venenentzündung mit starker Anschwellung indiziert; Empfindung von Bersten. Lebervergrößerung. Beschwerden der Menopause. Stimmritzenödeme. Polyneuritis, Poliomyelitis".

Merkwürdigerweise finden sich nur wenige Kasuistiken in der neueren Literatur. Um die Beschäftigung mit diesem beeindruckenden Mittel anzuregen, seien daher zum besseren Verständnis im Folgende eigene Kasuistiken dargebracht.

10.4 Beispielhafte Kasuistiken Vipera berus

Alle Kasuistiken stammen vom Autor.

■ Fall 1

Uunterschenkelthrombose nach Knie-Implantation

Anamnese und Untersuchungen

73-jährige Patientin, bei der eine Revisions-Knie-TEP implantiert worden war. Postoperativ kam es am fünften postoperativen Tag zu einer Unterschenkelvenenthrombose. Dabei zeigte sich der linke Unterschenkel deutlich ödematös und gerötet sowie stark druckschmerzhaft. Weitere neurologische Ausfälle waren nicht objektivierbar. Im Ultraschall der Beinvenen zeigte sich eine Thrombose in der Vena poplitea bis in den Unterschenkel reichend im Sinne einer Unterschenkelpopliltealthrombose. Unter Heparinisierung und Einstellung auf Falithromb Stabilisierung. Seit diesem Zeitpunkt aber weiter sehr starke Beschwerden im linken Unterschenkel im Sinne von „Zahnschmerzen". Zwei Wochen nach der Unterschenkelthrombose kam sie zur Rehabilitation. Aus der Vorgeschichte war bereits ein Z.n. Sepsis nach Hüft-TEP Implanation bekannt.

Fallanalyse

Unterschenkelthrombose in der Vorgeschichte sowie septisches Geschehen weisen auf Vipera hin.

Verordnung

Bei weiterbestehen Beschwerden im oben genannten Sinne erfolgte die sofortige Injektion mit Vipera D12.

Verlauf

Schon bereits nach wenigen Minuten gab die Patientin an, dass die Schmerzen nachließen. Innerhalb von wenigen Tagen und Fortführung 1x tgl Injektion mit Vipera D12 waren dann alle Symptome komplett verschwunden. Bei Entlassung zeigte sich der Unterschenkel vollkommen unauffällig.

■ **Fall 2**

Arterieller Hypertonus, chronische Folgen eines Insektenstichs, Zustand nach Unterschenkelfraktur

Anamnese und Untersuchungen

Der 54-jährige Patient hatte vor 20 Jahren durch einen Insektenstich eine Schwellung im linken Unterschenkel verspürt. Es kam zu Schüttelfrost und Gefäßstörungen. Bereits einige Jahre vorher war es zu einer Unterschenkelfraktur im linken Bein gekommen (Fußballspiel). Seither persistierende Leukozytose und Schweregefühl der Beine. Das linke Bein blieb kälter.

Seit 2 Jahren raucht der Patient 2 Schachteln/d Zigaretten. Die Mutter ist an der Dialyse gestorben, der Vater an Magenproblemen. Er ist als Metzgermeister erfolgreich tätig. Kräftiger vollblütiger Habitus. Jäger. Ihm ist in den letzten Jahren eine „Allergie" auf Schaffleisch aufgefallen (Wunden bei der Schaffleischbearbeitung heilen schlecht). Seit der Kindheit besteht eine Angst vor Schlangen. Ab und an Bier, viel Kaffee. Klinisch zeigen sich zwei bläuliche Verfärbungen am Unterschenkel von je 2 cm Durchmesser und eine starke Schwellung des Unterschenkels.

Fallanalyse

Stichverletzung, persistierende Leukozytose, Schweregefühl der Beine bei Schwellung, aber auch die bläuliche Verfärbung sind Kennzeichen eines Viperabisses.

Verordnung

Vipera D12 s.c. sofort, weiter mit Vipera D12 5 Globuli täglich

Verlauf

Wiedervorstellung zwei Monate später. 1 Stunde nach der Injektion ist das Bein warm geworden (nach 20 Jahren mit einer D12!), die Schwellung war rückläufig, das Bein blieb auch im Weiteren warm. Die Schwellung ist fast gänzlich zurückgegangen (um ¾ nach seinen Angaben).

Ein Detail am Rande: Ich musste ihn in den Bauch spritzen. Angst, wenn Spritzen in den Rücken gegeben werden.

■ **Fall 3**

Lungenembolie

Anamnese und Untersuchungen

Eine 58-jährige Patientin hatte vor einem Jahr während eines Langstreckenfluges eine Lungenembolie erlitten. Die Patientin ist Krankenschwester und klagte akut über Schmerzen in der Brust. Hierauf Krankenhauseinweisung und langsame Erholung.

Bei der Befundaufnahme ein Jahr später in der Praxis standen klimakterische Beschwerden und Schweißausbrüche im Vordergrund. Sie weint noch sehr leicht, schläft aber gut. Sie ist sehr gesprächig, wirkt auch im Erleben sehr lebendig und intensiv. Sie klagt über Kribbeln in den Händen sowie über Schmerzen im rechten Bein. Gefühl als ob man in dem rechten Bein herum schneiden würde. Schweregefühl in den Beinen. Die Patientin lebt allein, hat nie geheiratet, ist eher kräftig und wirkt auch etwas eigensinnig.

Fallanalyse

Schweregefühl der Beine, Lungenembolie, Hitzewallungen

Verordnung

Patientin erhält Vipera in der D 30 einmal pro Woche.

Verlauf

Bei der Wiedervorstellung drei Monate später ist das Kribbeln in den Händen komplett verschwunden. Auch die Beine schmerzen nicht mehr. Das Schweregefühl hat sich verloren. Es bestehen noch leichte klimakterische Beschwerden, die sich aber erheblich verringert haben.

■ **Fall 4**

Verdacht auf Apoplex mit Hemiparese rechts und Dysphasie (DD Drop attack mit Schwächegefühl beider Beine und Dysphasie)

Anamnese und Untersuchungen

Der 78-jährige Patient war häuslich plötzlich zusammengesackt. Dabei verwaschene Sprache und

Schwäche der Beine sowie Klagen über Kopfschmerzen. Im CCT kein Nachweis einer Blutung, einzeln lakunäre ischämische Beherdung im linken Kleinhirn. Weitere Erkrankungen oder auch Operationen sind dem Patienten nicht bekannt.

Es bestand eine Einschränkung des Allgemeinzustandes bei pyknisch adipösem Körperbau. Die Mobilisation gelingt selbständig, Aufsetzen, Sitzen auch Transfer ohne Probleme möglich. Die Herztöne stellen sich sehr leise dar, rhythmisch und regelmäßig. Neurologischer Status: aphone Stimme, negatives Babinski-Zeichen. Muskeleigenreflexe beidseits mittellebhaft, Sensibilität soweit erhalten, grobe Kraft in den unteren Extremitäten aber stark abgeschwächt, so dass er keine zwei Meter zu laufen vermag und der Hilfe bedarf. Ansonsten unauffällig. Es besteht eine leichte Affektinkontinenz. Patient muss etwas länger nachdenken, die Antworten kommen adäquat.

Fallanalyse
Verwaschene Sprache, aber auch plötzliche Kreislaufschwäche gehören zum Symptombild von Vipera. Schwäche der unteren Extremitäten ist ein weiteres Charakteristikum.

Verordnung
Vipera D12 1-mal tgl. s.c.

Verlauf
Tatsächlich zeigte diese Maßnahme schon nach einem Tag einen guten Erfolg. Das Schwächegefühl in den Beinen verschwand vollständig. Die Spontansprache wurde flüssiger. Stabilisierung der Blutdruckes auf Normwerte. Entlassung nach drei Wochen in einem guten Allgemeinzustand.

Bei Vipera fällt es auf, dass mehr noch als bei den anderen Schlangen die Wirkung als Injektion prompter und wirksamer ist. Vipera hat in der Regel die sehr schmerzhaft geschwollenen Beine als Hauptsymptom. Nach einem Kreuzotterbiss kommt es aber auch zu einer Kreislaufschwäche mit Hypotonie und Schwäche der Beine. Dieses Bild wurde bei dem Patienten angewendet. Es gibt meines Wissens keine andere Arznei, die so schnell und zügig Beinschwächen behebt. Andere Patienten berichten schon nach Minuten bis Stunden von einer wesentlichen „Er-leichterung".

■ Fall 5

Faktor V-Mangel, chronische seropositive Polyarthritis, rezidivierende Thrombosen, Zustand nach zweimaliger Lungenembolie, Protein S- und C-Mangel, Coxarthrose, Spondylarthrose

Anamnese und Untersuchungen
Bei der 64-jährigen Patientin war 1996 eine rheumatoide Arthritis gesichert worden. Positive Rheumafaktoren. Schmerzen in den Gelenken waren schon vorher vorhanden, wurden aber nicht beachtet. Die Patientin ist selbständig und führt mit ihrem Ehemann eine Bäckerei. Sie selbst verdrängt gerne die Schmerzen. Seit 1996 fand sich eine Morgensteifigkeit und seit 1997 eine Anschwellung im Bereich der Hände und zwar der MCP- und PIP-Gelenke. Handrücken und Handgelenke sind geschwollen, rechts mehr als links. Sie habe seither auch ein Schweregefühl in beiden Schultern. Außerdem bestehen rezidivierende LWS-Beschwerden, die keine Morgenbetonung besitzen. Die LWS-Beschwerden strahlen über beide Gesäßhälften aus, keine weiteren neurologischen Symptome. Die Patientin klagt auch über trockene Augen und einen trockenen Mund. Keine Schluckbeschwerden. Es besteht ein allgemeines Krankheitsgefühl, Müdigkeit. 1995 waren zweimalig Lungenembolien und rezidivierende Thrombosen aufgetreten, seither dauerhafte Marcumarisierung. Damals war es auch immer wieder zu fieberhaften Zuständen gekommen. Eine zwischenzeitlich eingeleitete Basistherapie mit einem Resochinpräparat aber auch mit Methotrexat wurde von der Patientin jeweils abgebrochen.

Die Patientin stellte sich im November 2004 in der Praxis vor. Sie klagte über kalte Hände, ein Sodbrennen und ein Aufstoßen nach dem Essen. Sie sei sehr empfindlich auf Stiefel, diese konnte sie nicht anziehen, auch Wärme mag sie nicht an den Waden. Infolge der rheumatoiden Arthritis habe sie nicht mehr die Möglichkeit, schwere Taschen zu tragen. Allgemeines Schweregefühl in den Armen. Schwellung der Arme handbetont. Diese kann sie kaum noch heben. Elevation aktiv ohne Belastung aber möglich.

Fallanalyse

Trockenheitsgefühl um den Mund, Lungenembolie und Gerinnungsstörungen, Schwäche der Arme und Schwellung der Hände weisen auf Vipera hin.

Verordnung

Patientin erhält Vipera D12 als Globuli sowie eine Injektion mit Vipera D12 aufgrund der Symptome Schweregefühl in den Armen, Schwellung der Arme und der bekannter Neigung zu Lungenembolien.

Verlauf

Wiedervorstellung einen Monat später. Innerhalb weniger Wochen keine Beschwerden mehr von Seiten der Arme. Die Schwellung im Bereich der Arme ging komplett zurück, sie könne wieder schwere Sachen heben. Was sie überrascht habe sei, dass auch die Rückenschmerzen, die bis dahin ihr steter Begleiter war, nun kaum noch auftreten. Zwischenzeitlich habe sie eine Grippe durchgemacht mit Zahnschmerzen, Husten und Schnupfen. Von diesen Folgen habe sie sich jetzt noch nicht ganz erholt, ansonsten ginge es ihr aber verblüffend gut.

■ **Fall 6**

Heriditärer Faktor V-Mangel

Anamnese und Untersuchungen

Es handelt sich um die Tochter der oben beschriebenen Patientin. Hier besteht ebenfalls die Diagnose eines Faktor V-Mangels. Bei der Aufnahme im Mai 2004 beklagt sie eine weinerliche Grundstimmung. Sie könne immerzu nur heulen. Sie arbeitet als Physiotherapeutin. Sie wisse nicht, ob sie sich selbstständig machen oder ob sie weiterhin angestellt bleiben soll. Sie ist antriebslos. Sie habe Schuldgefühle den Kindern, aber auch der Arbeit gegenüber. Sie ist rastlos, wenn sie ihre Arbeit nicht tun kann. Sie friert viel, braucht die Sonne. Vor der Mens starke depressive Neigung mit Weinen. Es besteht ein „Herpes" am Knie links. Starkes Jucken und Ziehen in den Beinen. Jahrelang besteht schon eine Schilddrüsenvergrößerung. Sie nehme Euthyrox 100. Vor der Periode friere sie mehr, sie sei dann auch vergesslicher.

Insgesamt würde sie ihren psychischen Zustand als depressiv einstufen. Es bestehen Krampfadern beidseits, Schmerzen in den Kniekehlen, diese brennen wie Feuer. Die Beine seien manchmal bis zum Bersten geschwollen. Es bestehe ein Heißhunger.

Fallanalyse

Depression vor der Mens, die allgemeine Unruhe bei Erschöpfung, die Krampfadern schienen für Zincum zu sprechen.

Verordnung

Zunächst Zincum LM 18, das ihr aber nicht wesentlich weiter hilft. Im Oktober 2004 erhält die Patientin – wie ihre Mutter – Vipera D12 als Globuli.

Verlauf

Zwei Monate später stellt sie sich erneut vor. Sie ist wie ausgewechselt, sehr ruhig geworden, gut konzentriert. Gelassenheit habe sich eingestellt. Es seien keinerlei Beschwerden mehr in den Beinen vorhanden. Sie fühle sich rundum wohl und kommt jetzt nur, um ihre Tochter bei mir vorzustellen. Allerdings müsse sie noch die Globuli nehmen, da die Wirkung nach 3 Tagen nachlasse.

■ **Fall 7**

Chronische Borreliose

Anamnese und Untersuchungen

Der 70-jährige Patient ist ein ehemaliger Betriebsleiter eines großen Betriebes und passionierter Jäger. Er klagt über starke Schmerzen in den Gelenken und Muskeln. Er habe dabei das Gefühl als ob die Oberarme oder die Unterschenkel abfallen würden. Begonnen habe es vor 12 Jahren mit der rechten Hand. Diese sei von einem Tag auf den anderen sehr stark geschwollen gewesen. Zu der Zeit sei er überraschend in seinem Betrieb ausgestellt worden, was ihm schwer verletzt habe. Er habe plötzlich von einem Tag auf den anderen das Gefühl gehabt, nichts mehr wert zu sein. Als Jäger habe er seit den 90er Jahren bemerkt, dass er zunehmend von Zecken befallen wurde. Eine Borreliose als Ursache seiner Gelenkbeschwerden ist vor zehn Jahren gesichert worden.

Aktuell beständig Schmerzen in allen Gelenken und in der Lendenwirbelsäule. Die Beschwerden verschlechtern sich durch Ins-Bett-Gehen und Sitzen, kommen aber auch schubweise ohne äußeren oder innerlichen Anlass. In den Fingern, Armen und Schultern ist ganz plötzlich ein Toben zu vermerken. Er habe richtig Angst ins Bett zu gehen, da er dann über starke Rückenschmerzen zu leiden habe. Er war immer ein recht guter Sportler und bemüht um das Allgemeinwohl als Bürgermeister.

Verordnung

Patient erhält eine Injektion Vipera D 12 s.c. und Vipera D12 1-mal tgl. 5 Globuli

Wegleitend dabei der Beginn der Erkrankung in der rechten Hand mit Schwellungsgefühlen sowie das Gefühl als ob die Oberarme und auch Unterschenkel abfallen würden (Schlangen verfügen über keine Hände und Beine). Auch die nächtliche Verschlechterung spricht für ein Schlangengift. Der Berufsstand des Jägers und die Kreuzotter haben gemeinsam das Interesse an der Jagd.

Verlauf

Bereits nach einer Woche seien die Schmerzen kaum noch vorhanden gewesen. In den weiteren Wochen habe er durchgehend keine Schmerzen mehr gehabt. Im weiteren Verlauf des nächsten halben Jahres konnten jeweils keinerlei Beschwerden mehr festgestellt werden. Patient fühlt sich seinen Angaben nach so wohl wie noch nie in seinem Leben. Die Injektionen wurden lediglich insgesamt dreimal durchgeführt, die Globuli 6 Wochen eingenommen.

▪ Fall 8

Kniekehlenthrombose und multiple Basaliome

Anamnese und Untersuchungen

Der Patient wurde in die Klinik primär aufgrund einer Schenkelhalsfraktur verlegt.

An weiteren Vorerkrankungen besteht ein Zustand nach oberer Sprunggelenksfraktur links vor circa 20 Jahren, ein Zustand nach Patellatrümmerfraktur vor 10 Jahren, seither ist die Patella nicht mehr vorhanden, komplette Exartikulation.

Zustand nach LWK I Sinterungsfraktur, Zustand nach Apoplex vor zwei Jahren, der komplikationslos ausheilte. Während des Krieges in Russland Malaria. Amaurose links seit 30 Jahren.

Bei Aufnahme finden sich multiple Basaliome im Bereich der Nase wie auch der Stirn, am Ohr und am Rücken. Die Wunde ist reizlos verheilt, allerdings starke Schmerzen und Schwellung im Bereich der linken Kniekehle bei Verdacht auf Thrombose. Die thrombotischen Erscheinungen in der linken Kniekehle konnten sonographisch indes nicht verifiziert werden. Visus deutlich abgeschwächt, 2% Restsehfähigkeit rechts, links komplette Amaurose seit 1968. Keine Pupillenreaktion.

Kardial Bradyarrhythmie, Herzfrequenz 50/Minute.

Verordnung

Zunächst sofortige Injektion mit Vipera D12 bei V.a. Thrombose rechte Kniekehle mit Schmerz und Schwellung. Außerdem deutliche weitere Hinweise auf ein Schlangengift infolge der Allgemeinsymptome Amaurose, Apoplex.

Wegen der zahlreichen Basaliome einige Tage später auch Injektionen (1-mal/Woche) mit der Mandelmistel Abnobaviscum amygdali D10.

Verlauf

Nach der ersten Injektion mit Vipera D12 promptes Sistieren der Schmerzen innerhalb von wenigen Minuten. Schwellung schnell rückläufig.

Die Basaliome im Nasen- und Gesichtsbereich aber auch die Lentigo senilis im Bereich der rechten Hand bildeten sich innerhalb von drei Wochen fast komplett zurück.

Eine Neigung zu „dunklen Flecken" der Haut kann – bestätigt durch weitere andere Fälle – als weitere bevorzugte Vipera-Indikation gesichert werden.

10.5 Zusammenfassung und weitergehende Überlegungen zu Vipera berus

Vipera berus wird wohl erst in unserer Zeit ein nachhaltiges Interesse wecken können. Sein Wirkspektrum liegt zwischen Arnica und Ledum. Infolge seines „tierischen" Aspekts hilft es aber besser bei Schmerzen und wirkt als eine Art homöopathischer COX-II-Hemmer. Es ist ein Polychrest von eminenter Bedeutung. Dabei sollte sich die Arzneiwahl mehr auf die physischen Symptome stützen. Das in der Homöopathie sonst so wichtige Symptom von Vipera: „Besserung durch Hochheben der Körperteile" ist im Alltag eher hinderlich und unwesentlich, da man auf der Suche nach dieser Bestätigung von zehn Vipera-Patienten neun nicht erkennt. Hingegen: Fast alle Vipera-Patienten verspüren ein Schweregefühl, so dass sie oft schon gar nicht mehr ihre Arme oder Beine hochzulagern vermögen oder dadurch sogar erst Beschwerden bekommen. Es ist das Bild einer schmerzhaften chronisch venösen Insuffizienz. Die Beschwerden beginnen in den Händen oder Füßen (dort wo die Vipera primär hinbeißt) und steigen von dort auf. Die Verbindung von Biss und Schmerz in den Gelenken weist – wie im vorletzten Fallbeispiel – auf die ausgezeichnete Wirkung bei Borreliosen hin.

Die Domäne von Vipera sind die unteren Extremitäten und damit alle Blutungsstörungen venöser Art, die von den unteren Extremitäten ihren Ausgang nehmen. Vipera ist das Spezifikum schlechthin für das schmerzhafte Ulcus cruris (Ulcus umspritzen mit einer D6–12 nach Michael Teut). Aber auch schmerzhafte Schwellungen der Unterschenkel und der Arme (z.B. bei einer rheumatoiden Arthritis!) allgemein reagieren gut auf Vipera D12. Zu denken ist desweiteren an Störungen im Venenhaushalt durch „künstliche Bissverletzungen" der Beine, d.h. Beschwerden, die seit der Entnahme einer Vene z.B. für eine Bypass-OP auftreten.

Beeindruckend sind die Verbesserungen von Bissfolgen. Dieses, aber auch die von Vipera bekannte radikuläre Symptomatik und die möglichen Nekrosen, lassen Vipera in die erste Reihe bei der Behandlung von Borreliosen rücken.

Das in der Homöopathie so zentrale Symptom: „Beschwerden, die von unten nach oben aufsteigen" ist nur eingeschränkt richtig. Es konnte gezeigt werden, dass die Bisse der Kreuzotter in den meisten Fällen von den Händen oder Füßen ihren Ausgangspunkt nimmt. Richtiger ist also zu sagen: „Beschwerden, die an den Füßen oder Händen beginnen und von dort aufsteigen". Homöopathische Begriffsbildung ohne Naturanschauung ist blind!

Mir persönlich ist die regelmäßig sehr viel bessere Wirkung in tiefen Potenzen und als Injektion aufgefallen. Psychisch ließen sich keine leitenden Symptome finden. Die Patienten sind relativ häufig Privatpatienten (VIP(era)s) oder in selbständigen Berufen tätig, auffallend oft rekrutieren sie sich auch aus den Heilberufen. Von der Giftigkeit anderer Schlangen ist bei der Kreuzotter psychisch jedenfalls nicht viel übrig geblieben. Manche beobachten einen scharf und genau, andere wirken etwas schüchtern und gehemmt, gar nicht selten sogar weinerlich.

Vipera erscheint letztlich als die sanfteste von allen Schlangen, und ist – wie die grüne Schlange aus Goethes Märchen – zur Selbstopferung bereit. Nur, für welche Sache oder für wen soll man sich opfern, das scheint der im Hintergrund liegende Konflikt zu sein. Da es sich bei Vipera um Willensprobleme handelt, ist der zugrunde liegende psychische Konflikt auch dem Patienten selbst am tiefsten unbewusst, liegt häufig im Dunkeln und kann in der Regel im Routinealltag im ärztlichen Anamnesegespräch nicht gefunden werden.

Anders hingegen die Meinung von Christine Hug et al. in ihrem ausgezeichneten Artikel zu Vipera: „Das Schlangenthema und im besonderen Vipera führt uns an grundsätzliche Zweifel, Ängste, an den Teil in uns, den wir abgespalten haben und an unseren eigenen Täter und unsere Opferbereitschaft. Den Teil, den Wunsch, das Bedürfnis, welches wir als etwas so Abnormes, Unmoralisches, Verwerfliches empfinden gelernt haben, dass wir uns auf den Tod nicht vorstellen können, zu solchen Gefühlen, Gedanken und Handlungen fähig zu sein, gilt es wieder mit wachen Augen anzusehen. Kaum eine andere Arznei führt uns so dicht z.B. an unseren eigenen Spießbürger oder unsere eigenen inzestuösen oder anderen sexuellen Wünsche heran wie dieses Arzneiwesen. Dabei ist es besonders interessant, dass diese Wesenszüge, die gesellschaftlich gesehen durchaus als etwas moralisch Verwerfliches angesehen werden können, es eben nicht sein müssen, wenn wir lernen, wie wir als erwachsenere, reifere Menschen damit umgehen könnten, wenn wir sie nicht abspalten, sondern sie konstruktiv leben."

Literarisch ist Vipera (genauer: ihre Verwandte Vipera aspis) mit dem großartigen Roman von Max Frisch, Homo Faber, einer modernen Ödipussage, verknüpft. „Der Wunsch nach Inzest – als Kind und auch als Erwachsener – gehört zu den am stärksten ins Dunkel verdrängten erotischen Emotionen. Bei Homo Faber von Max Frisch wird diese Situation deutlich: Ein höchst intellektueller, unemotionaler Ingenieur stürzt mit dem Flugzeug in der Wüste ab. Die Situation des drohenden Todes berührt ihn überhaupt nicht. Ein zweiter, ihm unsympathischer Reisegast erweist sich als Bruder eines Jugendfreundes, den sie nun gemeinsam besuchen wollen und leider erhängt auffinden. Im Zusammenhang mit dem Jugendfreund kommen dem Ingenieur Erinnerungen an seine Jugendliebe, die damals schwanger war von ihm, dann plötzlich abtreiben wollte und mit eben diesem Jugendfreund ihr weiteres Leben verbracht hatte, als er sein erstes Staudammprojekt übernahm. Zu Hause im Osten der USA serviert er seine Freundin kalt ab, geht mal eben noch raus und schifft sich spontan nach Europa ein. Auf dem Schiff lernt er ein junges Mädchen kennen, von dem er sich angezogen fühlt und macht ihr einen Heiratsantrag, den er sofort wieder zurücknimmt. Sie trennen sich nach der Reise, treffen sich jedoch zufällig in Paris wieder. Sie will alleine per Anhalter nach Griechenland, er lässt das nicht zu und fährt sie mit einem Auto hin. Sie fühlt sich von ihm ebenso angezogen wie er von ihr, sie erwidert die körperliche Annäherung und schläft mit ihm. Durch Erzählungen von ihrer Mutter und ihrem Vater, der sich als der anfangs erhängte Jugendfreund erweist, beginnt der Ingenieur zu ahnen, dass sie seine eigene, doch nicht abgetriebene Tochter sein könnte. Das macht ihm große Angst, er redet mit ihr nicht darüber. Schon in Griechenland angekommen, wird sie von einer Viper (wahrscheinlich Vipera aspis) gebissen, fällt vor Schreck mit dem Kopf auf einen Stein und ist bewusstlos. Er bringt sie ins Krankenhaus nach Athen, benachrichtigt ihre Mutter, die er seit 20 Jahren das erste Mal wiedertrifft. Die Tochter gesteht ihrer Mutter die Liebe zu diesem Mann, stirbt nach kurzer Zeit an einem Subduralhämatom. Die Mutter ist entsetzt, seine Ahnung, der Vater des Mädchens zu sein, bewahrheitet sich. Es stellt sich heraus, dass sich die Mutter damals wegen eines einzigen Wortes abrupt von ihm abgewandt und die Abtreibung beschlossen hatte – er hatte das gemeinsame Kind „dein Kind" genannt.

Auf das Ereignis der Todesnähe folgt, dass etwas Altes, abrupt Totgeschlagenes, das mit Sexualität, Schwangerschaft, Abtreibung und Geburt zu tun hat, wieder ins Bewusstsein kommt. Der Ausgangspunkt der Trennung war das Verletztsein durch die Herabwürdigung der Mutterschaft und die mangelnde Verantwortungsbekundung durch den Mann – darüber wurde aber nie geredet!

Vipera und gerade auch die Thrombosen sind demnach konkreter Ausdruck „abgespaltener emotionaler" Teile, die aber teilweise so tief im Unbewussten liegen, dass es oft zwecklos erscheint danach ärztlicherseits zu suchen.

Licht in dieses Dunkel zu bringen, das ist die Aufgabe von Vipera. Sie ist es, die in die Dunkelheit einer Felsenhöhle zu kriechen vermag und dorthin das Licht bringt, um die drei Könige mit Hilfe des Alten mit der Lampe zu erlösen: „Es ist an der Zeit" (Goethes Märchen von der grünen Schlange).

11 Synopse der homöopathischen Arzneimittel gegen Rückenschmerzen

Johannes Wilkens

Die folgende Synopse enthält die wichtigsten Arzneien, die in der Homöopathie zur Behandlung von Rückenschmerzen in Frage kommen.

Es sind dies die Mittel Acidum fluoricum, Acidum nitricum, Acidum phosphoricum, Aesculus hippocastanum, Agaricus, Antimonium tartaricum, Apis, Aranea diadema, Arnica, Arsenicum album, Belladonna, Berberis vulgaris, Bryonia, Calcium carbonicum, Calcium fluoricum, Calcium phosphoricum, Carcinosinum, Caulophyllum, Causticum, Chamomilla, Chininum sulfuricum, Cimicifuga racemosa, Cobaltum nitricum, Cocculus, Colchicum, Cuprum arsenicosum oder auch Olivinit, Dulcamara, Eupatorium perforatum, Ferrum metallicum, Formica rufa, Gelsemium, Guajacum, Helonias dioica, Kalium carbonicum, Kalmia, Lachesis, Lachnanthes, Ledum palustre, Magnesia phosphorica, Medorrhinum, Nicotiana tabacum, Nux vomica, Oxalsäure, Phosphor, Phytolacca, Pulsatilla, Ranunculus bulbosus, Rhus toxicodendron, Sanguinaria, Sepia, Silicea, Stannum, Staphisagria, Stramonium, Strychninum phosphoricum, Trillium pendulum, Thuja, Tuberkulinum, Veratrum, Viburnum opulus, Zincum metallicum.

Die Auswahl der Mittel beruht auf den Erfahrungen durch die Studie von Frau Witt, dem Studium von Repertorien und der Materia medica und eigenen Erfahrungen. Die wichtigsten Quellen für die Erstellung der Synopse finden sich im Literaturverzeichnis.

▪ Acidum fluoratum

Fluorwasserstoffsäure

- Erkrankungen des Skelettsystems mit Exostosenbildungen, periostale Auflagerungen, Bänderverkalkungen, Spangenbildung. Osteosklerose. Arthrosis deformans. Osteochondrosen der Wirbelsäule. Schlaffer Bandapparat. Verwachsungsbeschwerden. Sarkome. Hämangiome.

- Häufig (ehemals) aktive sportliche, attraktive Patienten, die meistens zu hart gegen sich selbst und andere sind (Memo: Fluor und Zähne, härteste Substanz im Körper).
- Erfolgreiche Geschäftsleute. Eher wenig sensibel.
- In der Regel hagerer Typus.
- Beste Zeit morgens, abends erschöpft.
- Häufig starke Keloidbildung nach Operationen.
- Krampfaderbildung.
- Neigung zu Exostosen, zu Skoliosen.
- Kropfbildung.
- Juckreiz der Haut.
- Einerseits Neigung zu heißen Händen und Füßen, andererseits Froschhände und Füße.
- Zahnwurzelprobleme. Haarausfall.
- Patienten mögen weniger warme, sondern eher kalte Anwendungen.
- Fingernägel wachsen schnell.
- Psychisch die typischen Fluorängste: Krebs, schlimmes Leiden, Tod.

Verschlechterung: Wärme, am Morgen, warme Getränke
Verbesserung: Kälte und Gehen

▪ Acidum nitricum

Salpetersäure

- Wie alle Säuren in der Homöopathie bei Schwächezuständen geeignet.
- Schwere und Schwäche im Rücken wie auch in den Gliedern.
- Rückenschmerz nach Koitus (Hauptmittel!).
- Stechende splitterartige Schmerzen oder auch Schmerzen wie von einem Spieß im Rücken.
- Neigung zu Geschwüren, besonders Magen und Duodenum.
- Übelriechende Schweiße und Urin.
- Typisch: Analfissuren.
- Psychisch unleidlich, rachsüchtig, zahlreiche Hassgedanken entsprechend dem explosiven Charakter der Nitroverbindungen. Sehr nach-

tragend, oft geradezu bösartige Menschen, die nach Therapie erstaunlich freundlich werden können.

Verschlechterung: Kälte und Nässe
Verbesserung: beim Fahren im Auto oder Reiten

■ Acidum phosphoricum

Phosphorsäure

- Die bei allen Säuren übliche Schwäche ist bei der Phosphorsäure sehr ausgeprägt.
- Hilfreich bei jungen Erwachsenen in der Wachstumsphase (Morbus Scheuermann) und schwerpunktmäßig im Alter.
- Phosphorsäure führt erst zu einer geistigen Schwäche, der dann später eine körperliche Schwäche folgt. Schwäche nach akuten Krankheiten, Kummer oder schweren Verlust an Körperflüssigkeiten. Patienten klagen über ein schlechtes Gedächtnis, Apathie und Gleichgültigkeit. Stumpfsinn. Frühzeitiges Ergrauen der Haare. Verlangen nach saftigen Dingen.
- Bohrender Schmerz zwischen den Schulterblättern sowie Schmerz in Rücken und Gliedern, wie zerschlagen.
- Reißende Schmerzen in Gelenken, Knochen und Periost.
- Nächtliche Schmerzen, als ob die Knochenhaut mit einem Messer abgeschabt würden.

Verschlechterung: Anstrengung; wenn angesprochen; Verlust von Körperflüssigkeiten; sexuelle Exzesse
Verbesserung: Wärme

■ Aesculus hippocastanum

Rosskastanie

- Rückenschmerzen bei eher kräftigen Patienten, die mit Hämorrhoidal- und/oder Venenleiden behaftet sind.
- Dumpfer Schmerz im Rücken oder auch Schwächegefühl: besonders bei Frauen während der Schwangerschaft, so dass die Kranken sich gerne hinlegen oder niedersetzen.

- Große Schwäche der Glieder, die das Gehen sehr erschweren. Schwellung der Füße.
- Bevorzugter Schmerzpunkt ist das Ileosacralgelenk (Spezifikum!) sowie das Kreuzbein und die Hüften.
- Bei gleichzeitigem Auftreten von Hämorrhoidalbeschwerden ist Aesculus besonders angezeigt.

Verschlechterung: Kälte und Feuchtigkeit
Verbesserung: Wärme und trockene Witterung

■ Agaricus

Fliegenpilz

- Heftige Krampfzustände der Halsmuskeln, mit Stechen und Ziehen.
- Gefühl von Stichen wie von Eisnadeln.
- Gliedererschlaffung.
- Zittern und krampfartige Stöße in den Gliedern.
- Große schmerzhafte Empfindlichkeit im Niveau der Wirbelsäule.
- Allgemein Neigung zu Stottern und Tics.
- Innere Unsicherheit mit Angst vor Blamagen. Oft auch Lernschwierigkeiten.

Verschlechterung: nach geistiger Anstrengung, Koitus, Menses, Alkohol, Tabak
Verbesserung: abends und nachts, nach Stuhlgang

■ Antimonium tartaricum

Brechweinstein
(Kaliumantimonyltartrat)

- Schmerzen im sakrolumbalen Übergang.
- Aufstoßen und kalter, klebriger Schweiß, sobald der Patient den geringsten Versuch zur Bewegung macht.
- Hauptmittel bei „Sakroiliacaler Neuralgie".
- Neigung zu feuchten Bronchitiden.
- Eher bei alten Menschen geeignet.

Verschlechterung: feuchtes Wetter und Wetterwechsel, Schlaf
Verbesserung: Sitzen und Essen

▪ Apis

Honigbiene

- Blassrote teigige Gelenkschwellungen, sehr empfindlich auf Berührungen.
- Brennend stechende Schmerzen.
- Besonders häufig bei Frauen mit Polyarthritis der Fingergelenke und parallel einhergehender Fettsucht.
- Häufig etwas apathisch und ungeschickt, empfindlich gegen Verdruss und andere emotionale Aufregung.

Verschlechterung: Wärme und Kleiderdruck
Verbesserung: feucht-kühle Anwendungen und Bewegung

▪ Aranea diadema

Kreuzspinne

- Mittel der hydrogenoiden Konstitution, d. h. oft wegleitend eine starke Empfindlichkeit gegen Feuchtigkeit.
- In den meisten Fällen Raucher mit nervöser Übererregbarkeit.
- Besonders dann indiziert, wenn die Patienten ein Gefühl von Vergrößerung oder Schwellung besonders der Gliedmaßen angeben.
- Neuralgieartige Schmerzen.
- Nackensteifigkeit.
- Starkes Frieren bis in die Knochen.
- Meistens eher magere Patienten.
- Gute Wirkung auf periphere Nervenschmerzen bei Tumorpatienten (D6–12 als Injektion) wie überhaupt auf Neuralgien (Mezger).

Verschlechterung: feuchtes Wetter; am späten Nachmittag und Mitternacht
Verbesserung: Rauchen

▪ Arnica montana

Bergwohlverleih

- Rückenschmerzen infolge Überanstrengung sowie von langen Märschen und besonders nach Traumen.

- Zentrales Mittel nach jeglichem Trauma der Wirbelsäule.
- Besonders der mittlere Teil der Wirbelsäule ist sehr empfindlich.
- Gefühl von Wundheit und Zerschlagenheit.
- Manchmal besteht das eigenartige Gefühl, als ob das Bett dem Kranken zu hart wäre.
- Patienten lassen sich nur ungern berühren, sind überempfindlich, so dass selbst das Rütteln oder das Knarren des Bettes unangenehm empfunden werden.

Verschlechterung. Geringste Berührung, Bewegung, aber auch Ruhe, Kälte
Verbesserung: Liegen

▪ Arsenicum album

Weißer Arsenik

- Mittelbild in der Regel nur über die Gesamtsymptomatik aufzufinden.
- Scharf geschnittene Gesichtszüge, dunkle Haare, hager und blass.
- Außerordentlich gewissenhaft und akkurat gekleidet.
- Neigung zu Geiz und schwerer Zwanghaftigkeit. Patienten müssen alles kontrollieren und kommen oft mit einem perfekt ausgefüllten Krankenblatt, meistens weniger wegen der Rückenschmerzen, sondern mit der Diagnose Asthma oder Krebs.
- Angstanfälle und Unruhe besonders nachts im Bett gegen 0–2 Uhr.
- Asthma nach Mitternacht.
- Große Angst um Gesundheit.
- Erträgt es nicht allein zu sein.
- Wie alle Säuren in der Homöopathie schwach, teilweise rapides Sinken der Kräfte mit Todesangst.
- Starkes Frieren, das sich durch heiße Anwendungen bessert.
- Rückenbeschwerden in der Regel von brennendem Charakter ähnlich wie bei Phosphorus.
- Typisch ist der Durst auf häufige kleine Mengen kalten Wassers.
- Neigung zu Lebensmittelvergiftung, in Kliniken besonders nach Fisch am Freitag und darauf folgenden nächtlichen Gastroenteritiden.

Verschlechterung: nach Mitternacht bis 2 Uhr, 13 – 14 Uhr; allgemein jegliche Form von Kälte, an der Meeresküste, rechte Seite
Verbesserung: Heiße Anwendungen, Liegen mit erhöhtem Kopf; Gesellschaft

■ Belladonna

Tollkirsche

- Plötzlich einsetzende Schmerzen heftigen Charakters.
- Gefühl, als ob der Rücken zerbrechen wollte, besonders am Kreuzbein kongestiver Natur.
- Pulsierende Schmerzen.
- Parallel meistens kalte Füße, heißer Kopf.

Verschlechterung: Berührung, Erschütterung, Zugluft, Liegen, nachmittags
Verbesserung: halb aufgerichtet

■ Berberis vulgaris

Sauerdorn

- Allgemein Neigung zu rheumatischen wie auch gichtigen Ablagerungen. In der Wirbelsäule besonders als Lumbalgie auftretend.
- Nieren- und Rückenschmerz mit Zerschlagenheit und lähmiger Schwäche.
- Schmerzen ziehen von der Hüfte in den Rücken hinauf und nach vorne in den Leib und Leiste. Häufig schneller Wechsel des Ortes (wie Pulsatilla) und der Form des Schmerzes.
- Schmerzen und Schwellungen der Schulter-, Arm- und Fingergelenke, besonders auch Gichttophie.

Verschlechterung: Bewegung und Fahren im Wagen, Stehen

■ Bryonia

Zaunrübe

- Eher reizbare ärgerliche Patienten, die ihre Ruhe haben wollen.
- Schmerz hauptsächlich der Lendengegend.

- Zerschlagenheitsgefühl, das sich besonders beim Liegen bemerkbar macht.
- Trockene Lippen, in der Regel starker Durst.

Verschlechterung: Jegliche Bewegung, Ausstreckung
Verbesserung: Liegen auf der schmerzhaften Seite, Druck

■ Calcium carbonicum

Austernkalk

- Besonders bei großköpfigen hellhaarigen phlegmatischen Patienten geeignet.
- Schweißneigung betont am Hinterkopf.
- Neigung zu Lymphknotenschwellungen.
- Kalte schweißige Füße, feuchte weiche Hände.
- Verlangen nach Eiern und süßen Sachen.
- Milchschorf
- Starke Minderwertigkeitskomplexe.
- Patienten haben ständig das Gefühl, dass andere erkennen, wie schlecht sie ihre Arbeit tun
- Allgemein bei Knochenwachstumsstörungen. Skoliosen, Kyphosen.

Verschlechterung: Kälte, feuchtnasses Wetter
Verbesserung. Trockenes Klima, Liegen auf der schmerzhaften Seite

■ Calcium fluoratum

Fluorid

- Schmerzbildung im unteren Teil des Rückens mit Brennen, schlimmer am Anfang der Bewegung, fortgesetzte Bewegung bessert.
- Typisch ist der schwache Bandapparat mit außergewöhnlicher Überstreckungsfähigkeit der Gelenke.
- Subluxationsphänomene.
- Bei den Patienten, die häufig „eingerenkt" werden müssen.
- Chronisch rez. Lumbago vermutlich infolge Gleitwirbel oder leichten Subluxationen.
- Neigung zu Exostosen. Varicosis. Osteoporose, Angiome; Aneurysma. Bei allen Schilddrüsenerkrankungen.

- Calcium fluoratum ist ein wichtiges und typisches Mittel für die „modernen" Menschen: praktische Veranlagung zu Geschäften und geschickter Umgang mit Geld. Dabei in der Regel sehr individuell veranlagt, andererseits besteht oft eine furchtbare Angst vor Krankheiten und besonders Krebs oder dem Tod.
- Calcium fluoratum ist eine Art chronische Rhus toxicodendron, d. h. Besserung der Beschwerden durch fortgesetzte Bewegung und Wärme, Verschlechterung durch Ruhe, Kälte und zu Beginn der Bewegung.

Verschlechterung: Kälte, nasskaltes Wetter, aber auch Hitze, zwischen 3 und 5 Uhr, nach Schlaf; am Anfang der Bewegung
Verbesserung: Wärme; fortgesetzte Bewegung

■ Calcium phosphoricum

Calciumhydrogenphosphat

- „Suppenkasper": schlechter Esser, dabei rasches Längenwachstum.
- Dünner Hals, große weiche Lymphknoten.
- Typisch: große Unzufriedenheit.
- Schulkopfschmerz.
- Anfallsartige Bauchschmerzen.
- Neigung zu aseptischen Knochennekrosen und Skoliosen.
- Rückenschmerzen mit Steifheit des Halses nach Zug.
- Schwache Wirbelsäule, die kaum den Kopf tragen kann.
- Fast schon Spezifikum für den M. Scheuermann.

Verschlechterung: Schneeschmelze, Denken an die Beschwerden, Kälte, Zug, geistige und körperliche Anstrengung
Verbesserung: im Sommer und in Wärme

■ Carcinosinum

Krebs-Nosode

- Keine spezifischen Rückenbeschwerden. Das Mittel wird fast ausschließlich aufgrund der Gesamtsymptomatik verschrieben. Zentrales

Charakteristikum ist die „Sinnesorganbildung" des Patienten für seine Umgebung. Patienten nehmen ihre Umgebung wach wahr wie ein soziales „Sinnesorgan": sie sind sehr mitfühlend, leiden mit Natur, Kreatur und Mensch und nehmen wach die Leiden der Mitmenschen wahr, können sich aber kaum aktiv einsetzen für andere und auch sich selbst kaum verteidigen. „Irrsinnige" Erkrankungen zur falschen Zeit: Auftreten von Kinderkrankheiten (Masern; Mumps) nach der Pubertät.

- Frühreife: Kinder sehen aus bzw. verhalten sich wie kleine Erwachsene.
- Neigung zu den typischen Kinderkrankheiten der Neuzeit: Neurodermitis und Asthma.
- Zahlreiche Naevi.
- Patienten lieben Rhythmus und Tanz.
- Zahllose Ängste: vor Hunden und anderen Tieren, der Dunkelheit; Examensängste.
- Übertrieben genau und ordentlich. Neigung zu Perfektionismus, muss alles ganz genau machen.

Verschlechterung: nach Gewitter, Kälte, Musik, Trost
Verbesserung: Bewegung, Gewitter, Kälte, Tanzen, Musik

■ Caulophyllum

Frauenwurzel

- Dumpfer Lumbalschmerz mit scharfen, krampfartigen Schmerzen, besonders am ersten Tag der Regel.
- Wandernde Schmerzen, die ihren Ort schnell wechseln
- Rheumatismus der kleinen Gelenke.

Verschlechterung: Schließen der Hände

■ Causticum

Ätzstoff Hahnemanns

- Geeignet für alle Prozesse mit starkem Vitalitätsverlust: rheumatische Beschwerden, Kraftlosigkeit mit Verschlimmerung durch trockenes kaltes Wetter. Besserung durch Regen und

Feuchtigkeit. Wirbelsäulenbeschwerden schlimmer beim Aufstehen vom Sitzen.
- Typischer Brennschmerz wie bei Phosphor und Sulfur.
- Neigung zu Schwäche und Heiserkeit.
- Restless-legs-Syndrom.
- Starkes Mitleid mit anderen, dabei Depressionen oder auch das Gefühl von Hoffnungslosigkeit.

Verschlechterung: trockene Kälte, Autofahren, Winterwetter, Wind
Verbesserung: Feuchtigkeit, Regen und Wärme

■ Chamomilla

Echte Kamille

- Absolute Intoleranz gegen Schmerz, reizbarer Kranker, der sich vor Ungeduld nicht zu halten weiß.
- Lumbago oder rheumatische Schmerzen stellen sich oft nach einem Zornausbruch ein.
- Die Schmerzen werden als ziehend oder reißend beschrieben mit tauben Empfindungen.
- Zentrales Mittel bei Dysmenorrhoen mit unerträglichen Schmerzen.

Verschlechterung: Wärme, Kaffee, Ärger
Verbesserung: feuchte und warme Witterung, Gehaltenwerden

■ Chininum sulfuricum

Chinin-Sulfat

- Leitsymptom ist eine Druckempfindlichkeit des Wirbels C7-Th 2 sowie die allgemein leitenden typischen Beschwerden von China, d.h. eine Neigung zur Blutarmut und eine sehr starke Schwäche.
- Morbus Menière. Schwindel, Ohrensausen.

Verschlechterung: Druck auf die Wirbelsäule, 15 Uhr

■ Cimicifuga racemosa

Traubensilberkerze

- Fast ausschließlich Frauenmittel.
- Nacken und Rücken werden als verkrampft und steif empfunden.
- Scharfe wie elektrisch schießende Schmerzen, die zum Umhergehen zwingen.
- Druck und Schmerzen in Lenden- und Kreuzbeingegend, wobei die Schmerzen auch bis in die Oberschenkel über die Hüften ziehen.
- Schmerzen, die tief im Unterleib ihren Sitz haben und nach den Hüften ausstrahlen. Die Frauenwurzel ist hilfreich, wenn ein Drängen nach unten wie von einem Gewicht besteht (besonders während der Regel) und allgemeine rheumatische Schmerzen als Begleiterscheinungen zugegen sind.
- Krämpfe im Uterus, die während der Regel schlimmer sind, sich aber gegen Ende der Regel und durch starken Ausfluss bessern. Zittern in allen Gliedern.
- Typus eher fettleibig, Blässe, Ringe um die Augen. Psychisch Neigung zu Depression. Platzängste, nervöse Erscheinungen aller Art.

Verschlechterung: vor und während der Regel: je reichlicher die Mens, desto stärker die Beschwerden, Erregung, (Nass-)kaltes Wetter
Verbesserung: durch Wärme und Essen

■ Cobaltum nitricum

Cobalt(II)-Nitrat

- Die Kobaltvergiftung als Berufskrankheit äußert sich am zerebrospinalen Nervensystem mit Schmerzen in der Lumbo-Sacral-Gegend, mit einer Kraftlosigkeit der Glieder und einer sexuellen Schwäche.
- Benommenheit und Schwäche mit Abneigung gegen geistige Tätigkeiten.
- Kopfschmerzen, die schlimmer werden durchs Vorwärtsbeugen und morgens beim Erwachen.
- Zahlreiche Beschwerden von Seiten des Bewegungsapparates und der Geschlechtsorgane. Kobalt führt zu einer sexuellen Schwäche mit Impotenz oder Pollution ohne Erektion, sowie

zu Kreuzschmerzen, die sich im Sitzen verschlimmern.
- Die Patienten müssen aufstehen und herumgehen oder sich niederlegen.
- Lähmungsartige Schwäche der Beine. Das „Eisen der Beine".
- Häufig gute Erfolge bei Alkoholikern, wenn Vitamin-B12-Gaben nicht helfen.
- Merkwürdiges Symptom: Jucken der Nasenspitze.

Verschlechterung: Schlaf, Wein, geistige Anstrengung
Verbesserung: Essen, Bewegung

■ Cocculus indicus

Kokkelskörner

- Beschwerden im Bereich des Nackens aber auch der Wirbelsäule allgemein bei nervösen überreizten Patienten.
- Den Beschwerden geht ein Knacken und Knirschen beim Bewegen häufig parallel.
- Die Schmerzen ziehen oft den gesamten Rücken hinunter bis zu den Lenden.
- Lähmige Schwäche der Halswirbelsäule.
- Schwindelgefühle.
- Taubheitsgefühle der Glieder, daher – wo indiziert – bei Bandscheibenvorfällen der HWS geeignet.
- Zittern der Glieder.
- Besonders geeignet für Patienten des weiblichen Geschlechtes vom blonden Typ, die sich durch die Pflege von Angehörigen verausgabt haben und aufgrund dessen kaum noch zum Schlafen kommen. Allgemein leicht Neigung zu Übelkeit und Reisekrankheit.

Verschlechterung: nach Nachtwachen und Schlafmangel, nach Aufregen, Tabakrauchen oder auch Wagenfahren

■ Colchicum

Herbstzeitlose

- Colchicum ist in der Schulmedizin bekannt als Gichtmittel. In ähnlicher Weise zeigt sich auch

beim homöopathischen Arzneimittelbild eine besondere Beziehung zu den Großzehen und den Daumengelenken.
- Dazu innerliches Kältegefühl mit Kollapsneigung und Ekel auf Speisegerüche.
- Lähmungsartige Schwäche.
- Schmerzen in Kreuz- und Steißbein von reißendem Charakter.
- Allgemein rheumatische Beschwerden, bei denen jede Bewegung oder Berührung schmerzt und kaum ertragen werden kann.
- Bei Rheumatikern mit Schilddrüsenstörungen.
- Starkes Frösteln.

Verschlechterung: Berührung, Kälte, Nässe, helles Licht oder Geräusche
Verbesserung: Nach-vorne-Beugen

■ Cuprum arsenicosum (Olivinit)

Kupferarsenik

- rheumatische Beschwerden der Halswirbelsäule, die gegen die Schulter oder die Hände hin ausstrahlen.
- Parallel Neigung zu Wadenkrämpfen oder auch trockenem Asthma (Hauptmittel!)
- Neigung zu Albträumen (M. Sommer).

Verschlechterung: nachts, nach emotionalen Gefühlsbewegungen, Berührung
Verbesserung: Wärme, Liegen auf der betroffenen Seite

■ Dulcamara

Bittersüßer Nachtschatten

- Typisches Sommer- und Herbstmittel, das geeignet ist, wenn nach der Wärme des Sommers die ersten kalten Nächte eintreten und parallel Beschwerden entstehen.
- Zystitis nach Verkühlung oder nach einem kalten Bad.
- Nacken aber auch Kreuz wie steif, gelähmt, dabei eiskalt.
- Gefühl einer Lahmheit im Rücken wie nach langer Gartenarbeit.

- Zentral für Dulcamara ist die Durchnässung und Durchkühlung des Organismus. Es besteht eine mangelnde Durchwärmung des Organismus: besonders eiskalte Füße oder auch Kniegelenke.

Verschlechterung: Nass-kaltes Wetter, plötzlicher Wechsel von heiß zu kalt
Verbesserung: kräftige Bewegung, Wärme

■ Eupatorium perfoliatum

Wasserhanf

- Indiziert für Knochenschmerzen, besonders während eines akuten grippalen Infektes oder danach, oft auch für Metastasenschmerzen
- Sehr starkes Zerschlagenheitsgefühl in den Knochen. Gerade auch im Rücken Schmerz wie zerschlagen.
- Verlangen nach kalten Getränken.

Verschlechterung: 7–9 Uhr
Verbesserung: Schweißausbruch

■ Ferrum metallicum

Eisen

- Bei Beschwerden im Bereich der Schultergelenkes (links) und des Musculus deltoideus, die sich nachts verschlechtern, so dass der Patient gezwungen ist, umherzugehen.
- Als charakteristisch wird die Unmöglichkeit empfunden, selbst leichtere Lasten zu tragen oder auch zu heben.
- In der Regel eher anämische Patienten, die leicht erröten. Lumbago und rheumatische Beschwerden.
- Neigung zu Anstrengungsasthma ist typisch.

Verbesserung: leichte Arbeit und Gehen, nach dem Aufstehen
Verschlechterung: Mitternacht, Schwitzen, 4 Uhr, kaltes Waschen

■ Formica rufa

Waldameise

- Bei Beschwerden der Wirbelsäule, wenn die kleinste Bewegung die Schmerzen erhöht, aber Druck bessert. Besondere Verschlechterung durch nasskaltes Wetter oder auch im Herbst.
- Die Beschwerden liegen hauptsächlich an den Sehnenansätzen.
- Parallel Neigungen zu reichlich Schweißen und auch Schwäche.
- Starke innere Unruhe und Gehetztsein.
- Formica nach Georg Soldner: der Patient versucht oft durch zwanghaftes Sich-Bewegen dem sich Einsteifen entgegenzuarbeiten. Erstarrt in Herbst und Winter wie die Ameisen im Boden. Sehr bewährt als Injektionen in der D12!

Verschlechterung: Nasskaltes Wetter, Herbst
Verbesserung: Wärme, Druck und Hautfrottierung

■ Gelsemium sempervirens

Gelber Jasmin

- Stets starke Schmerzen in der HWS zum Kopf hochsteigend. Gefühl wie bei einer Kopfgrippe.
- Emotionale Ursache (schlimme Vorahnungen, Schrecken, Angst oder schlechte Nachrichten), infektiöser (Grippe, Virusinfekte) oder hämatologischer Ursprung (Posteriorinfarkt).
- Krampfartige Schmerzen der Gebärmutter, die in den Rücken und der Hüfte ausstrahlen.

Verschlechterung: Denken an die Beschwerden, Tabak, Sommerhitze, Föhnwetter
Verbesserung: Alkohol und Kaffee, Harnflut

■ Guajacum

Pockholzbaum

- Schmerz im Nacken.
- Steifheit des Halses und Empfindlichkeit der Schulter.

- Stechende und bohrende Schmerzen zwischen den Schulterblättern, nach dem Hinterkopf gehend.
- Ein Krampfgefühl begleitet den Schmerz.
- Hitze- oder Stromgefühl in den betroffenen Gelenken.

Verschlechterung: Bewegung, Hitze, nasskaltes oder feuchtes Wetter, Druck, Berührung
Verbesserung: Ruhe und kalte Anwendungen

■ Helonias dioica

Falsches Einkorn

- Kreuzschmerzen, die nach der Gebärmutter ausstrahlen oder von der Gebärmutter zum Kreuz ausstrahlen.
- Auffallende Erschlaffung der Geschlechtsorgane, die sich durch Senkung und Lageveränderung der Gebärmutter äußert.
- Schmerzhaftes Müdigkeitsgefühl im Kreuz wie in den Oberschenkeln.
- Schmerzen von bohrenden und ziehenden Charakter.

Verschlechterung: Bewegung und Berührung
Verbesserung: Ablenkung und Beschäftigung, z. B. Putzen

■ Kalium carbonicum

Pottasche

- Ein jegliches LWS-Syndrom fleischiger Persönlichkeiten ist zunächst auf Kalium carbonicum verdächtig.
- Steifheit und gelähmtes Gefühl im Rücken.
- Brennen im Rückgrat.
- Lumbago mit plötzlichen, heftigen Schmerzen, die den Rücken hinauf und hinunter und zu den Schenkeln ausstrahlen.
- Typische Trias von Schweiß, stechender Rückenschmerz und Schwäche.
- Kali-Schmerzen sind heftig und schneidend.
- Neigung zu Fehlgeburten, für darauffolgende Schwächezustände.

Verschlechterung: am frühen Morgen, 2 – 4 Uhr
Verbesserung: Bewegung

■ Kalmia

Breitblättriger Berglorbeer

- Beschwerden in den oberen Brustwirbelsegmenten, die zu den Schulterblättern ausstrahlen.
- Parallel finden sich häufig Kreuzschmerzen sowie Schmerzen in den Hüften, Kniegelenken und Fußgelenken.
- Besonders geeignet für Patienten mit kardialen Beschwerden.
- Rheumatische Erkrankungen mit Herzbeteiligung.
- Typisch sind ein schwacher langsamer Puls und Herzklopfen, verschlechtert durch nach vorne lehnen.
- Heftige Schmerzen der Brust, die den Atem nehmen.
- Allgemein schießende, blitzartige Schmerzen.
- Schmerzen wechseln häufig den Ort.
- Schmerzen von Taubheitsgefühl begleitet.
- Schmerzen den Rücken hinunter, als würde er zerbrechen.
- Ähnlich wie bei Ruta sehr starke Beeinträchtigung des Sehvermögens sowie steifes ziehendes Empfinden beim Bewegen der Augen.

Verschlechterung: Nach-vorne-Lehnen, Bewegung, frische Luft
Verbesserung: aufrechtes Sitzen

■ Lachesis

Buschmeisterschlange

- Ein bekanntes Polychrest, das auch eine sehr wichtige Beziehung zur Wirbelsäule hat. Im gewissen Sinne ist die Schlange nichts anderes als eine in die Länge gezogene Wirbelsäule. Insofern ist ein Großteil der Lachesisbeschwerden mit Wirbelsäulenbeschwerden verbunden.
- Linksseitige Beschwerden, besonders verschlechtert bei feucht-warmer Witterung und im Frühling.

- Nackenschmerzen aber auch Lumbosakralschmerz.
- Hinweisend für die Arzneimittelwahl sind mehr die allgemeinen, auch psychischen Symptome wie die Logorrhoe, Eifersucht und die komplette Linksseitigkeit aller Beschwerden (außer Ischialgie, häufiger rechts!).

Verschlechterung: Schlaf, am Morgen und beim Erwachen
Besserung: trockene Kälte oder auch kühle Luft, Kleideröffnen und Absonderung

■ Lachnanthes

Wollnarzisse

- Spezifisches Mittel für Halsrheumatismus, Halsstarrigkeit, Nackenschmerz, als wenn er verrenkt wäre, dabei Frösteln zwischen den Schulterblättern.
- Schmerzen und Steifheit können sich den Rücken abwärts fortsetzen oder aber im Gegenteil auch nach oben zum Kopf, der breiter erscheint, ziehen.
- Die behaarte Haut kann schmerzhaft sein.
- Der Kopf wird nach einer Seite gedreht.
- Erhebliche Geschwätzigkeit.

Verschlechterung: Drehen des Kopfes, Kopf nach hinten legen

■ Ledum palustre

Sumpfporst

- Alle Beschwerden, die von unten nach oben steigen.
- Typisches Gichtmittel, Gichtarthritis.
- Knacken in den Gelenken.
- Rheumatoide Schmerzen im gesamten Rückenbereich.
- Jucken der Füße und Fußgelenke, welche sich durch Kratzen verschlimmern.
- Häufig Alkoholmissbrauch in der Vorgeschichte.
- Insektenstiche. Borreliosemittel.

Verschlechterung: Wärme, besonders auch die Bettwärme
Verbesserung: lokale Kälte (Eis, sehr kaltes Wasser!)

■ Magnesium phosphoricum

Magnesiumhydrogenphosphat-Trihydrat

- Zentral bei allen plötzlichen krampfartigen Schmerzen, die den Kranken schreien lassen.
- Neuralgiemittel mit Rechtsbetonung.
- Zumeist sehr klagsame Patienten

Verschlechterung: rechte Seite, Kälte, Berührung, Bewegung
Verbesserung: Wärme, Druck, Frottieren

■ Medorrhinum

Tripper-Nosode

- Arzneiwahl in der Regel nur über die Gesamtsymptomatik wählbar. Medorrhinum wird aus Gonokokkeneiter hergestellt. Entsprechend trägt es die ganze Breite der Gonorrhoe in sich: Sterilität, starke sexuelle Impulse, am liebsten in „verbotenen Beziehungen", allgemeine Unreife, die sich nicht nur sexuell zeigt: Verlangen nach unreifem Obst, Patienten bleiben „unreif", also physisch gleichbedeutend mit Neigung zur Sterilität, seelisch dagegen hastig und unruhig, unreif in der Planung von Gedanken und Taten. Hastigkeit mit dem Gefühl, dass nicht genug Zeit verbleibt. Sehr vergesslich, Vorahnungen.
- Weiteres Stichwort: „extrem". Liebt extreme Sportarten, extreme Farbenwahl, extrem starke Autos. Extreme Sprunghaftigkeit.
- Zahlreiche zumeist grünliche Absonderungen der Schleimhäute: Konjunktiva, Nase (chronische Sinusitis), Urethra oder Vagina.
- Neigung zu Asthma.
- Kinder mit Windeldermatitis, Genitalsoor.
- Typisch sind Warzen und Kondylombildung sowie ein Brennen der Fußsohlen.
- Rückenprobleme: brennende Hitze entlang der Wirbelsäule, welche sich bei Berührung schmerzhaft zeigt.

Verschlechterung: 2 Uhr, morgens, Daran-Denken, von Sonnenaufgang bis -untergang, trockene Kälte, Berührung
Verbesserung: am Meer, abends, Knie-Ellbogenlage, feuchtes Wetter

▪ Nicotiana tabacum

Tabak

▪ Immer wieder mit erstaunlicher Wirkung bei „deformierten Persönlichkeiten": hager, vorgealtert, zittrig, Kreislaufschwäche.
▪ Gute Wirkung im Rückenbereich bei den sog. „Postektomiesyndromen" oder moderner gesprochen „Störfeldern", also nach einer Bandscheiben-OP o.ä. und persistierenden Beschwerden.
▪ Haltungsschwächen. Gibbus und Osteonekroseneigung.
▪ Parallel zumeist Raucher.
▪ COPD, blasser Bluthochdruck.
▪ Bewährtes Mittel im Alter.

Verschlechterung: abends, Kälte
Verbesserung: frische Luft

▪ Nux vomica

Brechnuss

▪ Ziehende, brennende Rückenschmerzen oder Zerschlagenheitsgefühl im Kreuz.
▪ besonders bei empfindsamen cholerischen Persönlichkeiten geeignet, die aus geringsten Anlässen heraus streitsüchtig und widerborstig werden.
▪ Kreuzweh nach Überreizen der Geschlechtsorgane.
▪ Reizbare, übelgelaunte Stimmung.
▪ Kreuzschmerzen, die meistens zwischen 3 Uhr früh oder morgens früh beim Erwachen auftreten.
▪ Patienten haben das Gefühl, als wolle das Kreuz abbrechen. Um sich umdrehen zu können, müssen sie sich vorher im Bett aufrichten.

Verschlechterung: morgens, geistige Anstrengung, nachts beim Liegen, Bewegung, Berührung

Verbesserung: kurzer Schlaf, abends, feucht-warmes Wetter, starker Druck

▪ Oxalicum acidum

Oxalsäure

▪ Scharfe Schmerzen, die sich bis in die Oberschenkel herabziehen.
▪ Der Rücken wird wie taub und schwach empfunden.
▪ Multiple Sklerose (DD Stannum silicicum, Secale, Platin).

Verschlechterung: Denken an die Beschwerden, linke Seite, leichteste Berührung, 3 Uhr
Verbesserung: Lageveränderung

▪ Phosphorus

Gelber Phosphor

▪ Schwäche der Wirbelsäule mit typischem Brennschmerz besonders zwischen den Schulterblättern bei sanguinischen hageren Patienten.
▪ Häufig rot- oder blondhaarig, eher schlank.
▪ Neigung zu Blutungen. Bekommt leicht blaue Flecken, wenn er sich stößt.
▪ Tendenz zu erschrecken, leichtes Erwachen im Schlaf. Ängste beim Einbruch der Dunkelheit.

Verschlechterung: links liegen, Wetterwechsel, Gewitter, geistige und körperliche Belastung
Verbesserung: rechts liegen, frische Luft, kalte Nahrung und Getränke

▪ Phytolacca

Kermesbeere

▪ Brennen entlang des Rückens. Gefühl als wolle der Rücken abbrechen.
▪ Scheut daher jede Bewegung und wird beim Aufstehen schwach und schwindlig.
▪ Kreuzschmerzen vor und während der Regel, die zu früh oder zu spät eintritt, dabei oft Durchfall.

- Schmerzen, die den Rücken oder auch die Gelenke entlang schießen wie elektrische Schläge.
- Eines der wichtigsten Mittel bei rheumatischen Beschwerden nach chronischen oder akuten Tonsillenerkrankungen.

Verschlechterung: nachts, Elektrizität, Liegen auf der rechten Seite
Verbesserung: trockenes Wetter und Ruhe

■ Pulsatilla

Wiesen-Küchenschelle

- Sanftmütiger Typus, der besonders auf psychische Anteilnahme positiv reagiert.
- Typisch sind wandernde Beschwerden, besonders Wechselbeschwerden zwischen Wirbelsäule und Handgelenk und besonders dem Kniegelenk.
- Zentral für die Verschreibung: Wechselhaftigkeit in Stimmung und Symptomen.
- Schmerzen ziehend-reißend, schnell wechselnd von einem Körperteil zum anderen, oft begleitet von starkem Frösteln. Schmerz kommt plötzlich, vergeht allmählich oder umgekehrt.

Verschlechterung: Hängenlassen der Glieder, fette Nahrung und Wärme
Verbesserung: frische Luft, offene Fenster, kalte Speisen und Getränke, Anteilnahme, Weinen

■ Ranunculus bulbosus

Knolliger Hahnenfuß

- Beschwerden in der BWS besonders im Gefolge eines Herpes zoster.
- Muskelschmerzen,
- Interkostalneuralgie.
- Stechende Schmerzen, die wie bei Bryonia die Atmung behindern.
- Typisch ist ein Muskelschmerz entlang dem unteren Schulterblattrand.
- Häufiges Alkoholikermittel.

Verschlechterung: Wetterwechsel, Berührung und kalte Luft, Bewegung

■ Rhus toxicodendron

Giftsumach

- Bei heftigem Zerschlagenheitsschmerz im Rücken, wie lahm, steif und zerbrochen oder auch Auseinandergerissen besonders nach jeglichen Formen von Überanstrengungen mit weitem Abstand das wichtigste Mittel!
- Trotz der Schmerzen muss der Patient sich immer wieder bewegen, kann nicht ruhig sitzen bleiben.
- Fühlt sich sehr gequält.

Verschlechterung: nachts, durch Kälte
Verbesserung: fortgesetzte Bewegung und Wärme, warmes Baden (Soldner)

■ Sanguinaria

Kanadische Blutwurzel

- Spezifikum für Schulterschmerzen in der rechten Seite.
- Außerdem Affinität zur Halswirbelsäule wie auch zum linken Hüftgelenk.
- Charakteristischerweise wird Sanguinaria als „Gemälde in Rot" beschrieben. Das heißt sehr stark rötlicher Kopf, rechtsseitiges Kopfweh, häufig Migräne mit Übelkeit und Erbrechen, die bei Sonnenaufgang beginnen und erst mit Sonnenuntergang verschwinden.

Verschlechterung: rechte Seite, nach Bewegung und Berührung
Verbesserung: Schlaf und Dunkelheit, Saures

■ Sepia

Tintenfisch

- Schwächegefühl in Lenden- und Kreuzbeingegend.
- Ziehende und reißende Schmerzen, die sich in die Oberschenkel und Beine erstrecken.
- Schwächegefühl im Kreuz beim Gehen, schlimmer im Sitzen. Alle Schmerzen, die in verschiedenen Gegenden des Körpers auftreten, scheinen in der Kreuzbeingegend zu endigen. Die

Wirbelsäule ist beim Berühren schmerzhaft. Heftiger Drang nach unten, als wollte etwas aus der Scheide rausfallen. Stimmung reizbar und ärgerlich besonders prämenstruell.
- Traurige, weinerliche Patienten mit starker Gleichgültigkeit selbst gegen die Familie. In den meisten Fällen eher sportliche agile Frauen.

Verschlechterung: kalte Luft, schwüles Wetter
Verbesserung. Bewegung, Hitze, Bettwärme und Wärme allgemein

■ Silicea

Kieselsäure

- frostige, immer kalte eher magere zurückhaltende Patienten von feinem Knochenbau.
- Neigung zu Eiterungen an unterschiedlichen Orten oder zu Nebenhöhlenentzündungen, Fisteln.
- Fußschweiße.
- Rachitisneigung. Trichterbrust.
- Mangelndes Selbstvertrauen bei gewissenhaften Patienten.
- Angst vor Spritzen und Prüfungen.

Verschlechterung: Durchnässung, Kälte, Neumond
Verbesserung: Wärme

■ Stannum

Zinn

- Betrachtet man die Originalsymptome bei Hahnemann, so fallen viele Symptome auf, die die Gliedmaßen betreffen: stark reißende Schmerzen in der Lendenwirbelsäule, die zu beiden Seiten ausstrahlt, wie auch eine plötzliche Schwäche im Kniegelenk, die zu Stürzen führen kann, also eine „Giving-Way-Symptomatik" im heutigen Sprachgebrauch.
- Der langsame kurvenförmige Verlauf, dass Schmerzen im Tagesverlauf langsam ansteigen und wieder abschwellen, zeigt, dass man am Höhepunkt seiner Leistungsfähigkeit angekommen ist und nun ein weiterer Abfall zu registrieren ist. Die Organe verlieren an Plastizität

und „leeren" sich. Man hat den Zenit seines Könnens überschritten und ist nun in der absteigenden Phase. In der absteigenden Phase des Menschenlebens kommt es aber mehr zu Schwächezuständen und hier insbesondere der Gelenke, wenn keine innere Aktivität vorhanden ist.
- Bewährt (Wilkens), wenn Patienten plötzlich über eine lähmungsartige Schwäche klagen, die das weitere Laufen unmöglich macht. Typisch z. B. ein Zittern im Kniegelenk und dann eine plötzliche Giving-Way-Symptomatik (Kreuzbänder!) oder auch eine Schwäche, den Rumpf aufzurichten. Das Hauptsymptom, über das man Stannum am besten lernt, ist Giving-Way-Aufgabe. Gerade bei älteren Patienten ist darüber hinaus häufig eine Schleimproduktion im Sinne einer chronischen Bronchitis vorhanden oder eine Neigung zu rezidivierenden. Pneumonien.
- Im Vordergrund steht die Neigung zu Depression und Hypochondrie, also die Mutlosigkeit verbunden mit Gelenkerkrankungen und Schwäche. Insofern verwundert es nicht, dass das Stannumbild der heutigen Zeit entspricht.
- Geeignet für alle Erkrankungen, bei denen es zu Deformitäten der Gelenke (Tabacum!) kommt.

Verschlechterung: nach einer Erkältung, Benutzen der Stimme, rechte Seite
Verbesserung: harter Druck

■ Staphisagria

Stephanskraut

- Rückenschmerzen parallel zu starken Senkungsgefühlen, die die Patienten morgens zum Aufstehen zwingen.
- Beschwerden bestehen in der lumbalen und sakralen Rückenmarksregion, besonders nach Koitus.
- Empfindsame, teilweise nervöse Patienten.
- Beziehung zu Sexualneurosen.
- Ähnlich wie bei Dulcamara Beziehung zu chronischen Zystitiden.

Verschlechterung: am Morgen vor dem Aufstehen, beim Bücken und Drehen, nach Ärger und

Empörung oder auch einer Demütigung, Berührung, sexuelle Exzesse
Verbesserung: nach dem Frühstück, Wärme, Nachtruhe

■ Stramonium

Weißer Stechapfel

■ Mittel aus der Familie der Nachtschattengewächse besonders für Hüftgelenkserkrankungen, Arthritis oder Arthrose mit heftigen Schmerzen besonders der linken Seite.
■ Stetiges Redebedürfnis.
■ Wahnideen von wilden Tieren, Geistern, hört Stimmen.

Verschlechterung: (Eintritt der) Dunkelheit
Verbesserung: Licht und Wärme, Gesellschaft

■ Strychninum phosphoricum

Strychninphosphat

■ Bei hartnäckigen schmerzhaften Kontrakturen mit Steifheit der Halsmuskeln.
■ Akute Schmerzen im Nacken, die längs der Wirbelsäule absteigen, plötzlich auftreten und in Intervallen wiederkommen;
■ Feucht-kalter Schweiß der Hände und Achseln

Verschlechterung: Berührung, Bewegung und am Morgen

■ Thuja

Abendländischer Lebensbaum

■ Keine zentralen auffallenden Wirbelsäulenbeschwerden, die Behandlung muss ganz aus dem Gesamtzustand heraus erfolgen. Charakteristische Zeichen sind recht fettiges Aussehen von Haaren und Gesichtshaut sowie die Neigung zu Warzenbildung, die sich besonders an den Nasenflügeln zeigt (DD Causticum). Einerseits häufig aufgeschwemmte dicke Patienten, andererseits aber auch magere Patienten mit kränklichem Aussehen. Neigung zu Durchfall besonders am Morgen, rissige spröde Fingernägel.
■ Hauptmittel nach Hahnemann für die sogenannte sykotische Konstitution.
■ Wenn Schmerzen in Muskeln und Gelenken ziehender/reißender und auch brennender Art mit einem Gefühl von Lahmheit vorhanden sind. Krepitation der Gelenke.
■ Typisch ist ein Gefühl als ob die Patienten aus Glas seien.

Verschlechterung: nasskaltes Wetter, 3 Uhr, 15 Uhr, 17 Uhr, nachts, Bettwärme, nach Impfungen
Verbesserung: linke Seite, Anziehen der Glieder

■ Trillium pendulum

Waldlilie

■ Ein Mittel für Gebärmutterblutung.
■ Gefühl als ob Lenden- oder Kreuzgegend auseinanderfallen wollten und zusammen gebunden werden müssten.
■ Steifer Hals, Schmerzen im Sternokleidomastoideusbereich
■ Allgemeines Schwächegefühl im Körper mit Kälte der Glieder und schnellem Puls
■ Speichelfluss

Verschlechterung: nachts
Verbesserung: Wärme und Reiben

■ Tuberkulinum

Tuberkulose-Nosode

■ In der Voranamnese Tuberkulose der Eltern oder Großeltern.
■ Patienten, die häufig ihren Beruf gewechselt haben oder ihre Arbeitsstätte und immer nur unterwegs sind. Patienten mit starkem Freiheitsdrang.
■ Rezidivierende Atemwegs- oder Harnwegsinfekte. Gibbusneigung.
■ Ständiger Symptomwechsel; Beschwerden beginnen plötzlich und hören plötzlich auf.
■ Allgemeine Infektanfälligkeit mit Schwäche und Abmagerung bei gutem Essen. Nachtschweißneigung.

- Zähneknirschen.
- Nächtlicher Hunger.
- Psychisch typisch: Furcht vor Hunden und Katzen.

Verschlechterung: am Meer; nasskaltes Wetter; vor Gewitter; abends
Verbesserung: trockenes Klima; Gebirge; Wärme

■ Veratrum album

Weißer Germer

- Rücken- und Gliederschmerzen wie zerschlagen. Blitzartiges Durchschießen in den Muskeln.
- Starke Regel zu früh und zu reichlich, teilweise Kollapsgefühl, es finden sich dann Rücken- und Kreuzschmerzen, die Patientinnen fühlen sich wie erschlagen.

Verschlechterung: 4 Uhr, kalte Getränke trotz Verlangen danach, vor der Periode (religiöse Manie), körperliche und geistige Anstrengung, Gemütserregung
Verbesserung: Liegen

■ Viburnum opulus

Gemeiner Schneeball

- Rückenschmerzen bei Dysmenorrhoe mit heftigen herunterziehenden Schmerzen im Rücken, Lenden und Unterbauch, als ob die Regel eintreten wolle.
- Charakteristisch (Unger, zit. bei Mezger) ein pelviner Krampfschmerz vor der Menstruation unter dem Bild der Dysmomenorrhoe. Der Krampfschmerz kann sich dann aber auch in die Nachbarorgane ausbreiten.
- Dickdarm mit spastischer Obstipation, Harnleiter mit Ureterkoliken sowie vasmotorische Krämpfe in den Oberschenkeln und Waden.
- Meist besteht eine motorische Unruhe sowie eine konstitutionelle Disposition zur allergischen Diathese mit Migräne- und Bronchialasthmaneigung oder auch einer spastischen Obstipation.
- Die beste Wirkung ist mit der Dosierung D2 bis D3 zu erreichen.

Verschlechterung: Liegen auf der betroffenen Seite, warmer Raum, abends
Verbesserung: frische Luft und Umhergehen

■ Zincum metallicum

Zink

- Nach Mössinger (zitiert bei Mezger) ein sehr wichtiges Mittel bei Schmerzen am letzten Rücken- oder ersten Lendenwirbel beim Sitzen.
- Brennende Schmerzen längs des Rückenmarkes bis zum Sakrum.
- Nach Mössinger ist Zincum aceticum bei 71% seiner Ischiasfälle erfolgreich und bessert die Beschwerden innerhalb von ein bis zwei Wochen, wenn das Leiden folgende Zeichen aufweist:
- Starker Schmerz bei Beginn der Bewegung, Besserung durch mäßige Bewegung nach In-Gang-Kommen, schlimmer in Ruhe, nachts und am frühen Morgen und nach morgendlichen Aufstehen, schlimmer auch nach anstrengendem Gehen, nach allgemeiner körperlicher Anstrengung.
- Die Dosierung von Mössinger war die D1.
- Typisch ist auch eine nächtliche Schlaflosigkeit, große Erschlagenheit am Tage, am Tage fühlt man sich oft wie betäubt.
- Schmerzen im ersten Lendenwirbel, besonders zu Beginn der Menstruation. Sehr unruhige Beine.

Verschlechterung: unterdrückte Absonderungen wie Menses, Lochien, Harn, Stuhl, Schweiß, Hautausschläge
Verbesserung: beim Essen, beim Erscheinen von Hautausschlägen oder Absonderungen (z.B. Menstruationsfluss)

12 Beispielhafte Kasuistiken zur homöopathischen Therapie

Johannes Wilkens

■ Fall 1: Acidum nitricum
(Wilkens)

Zustand nach malignem Non-Hodgkin-Lymphom, chron. Rückenschmerzen, Depression

Anamnese und Untersuchungen
Patient war als Metzger tätig gewesen. Vor 10 Jahren wurde die Diagnose eines Non-Hodgkin-Lymphom gestellt. Dieses wurde bestrahlt und einer Chemotherapie zugeführt. Seitdem bestehen Depressionen und Angst vor Krankheit. Aktuell wurde bei einer internistischen Kontrolle kein Rezidiv gefunden. Patient ist sehr kräftig. Große Warzen in der rechten Gesichtshälfte, Nabelbruch. Er ist voll erwerbsgemindert.

Seit der Erkrankung hat er kein Selbstwertgefühl mehr, hat das Gefühl, als ob die Blicke der Nachbarn wie Pfeile auf ihn zeigen und ihm sagen, er wäre ein Nichts. Er mag sich selber nicht ausstehen. Ich machte seine Bekanntschaft bei einem Hausbesuch bei seinem Nachbarn. Nach dem Hausbesuch kam er mir entgegen und wollte Anzeige wegen falschen Parkens erstatten. Er geht also mit sich selbst und anderen sehr harsch um, ist aggressiv und unfreundlich. Er fühlt sich beruflich gescheitert und sieht sich als Opfer mit keinerlei Hoffnung auf Besserung.

Schmerzen im Bereich der linken Hüfte beim Husten sowie im Sacralmark nach Koitus. Schmerz im Ellenbogengelenk im Sinne einer chron. Tendinitis. Schweißige Haut, sehr zerstreut. Er hat keine Motivation mehr, er lebt zurückgezogen, keine Freunde. Er schwitzt leicht. Tremor der Hände bds.

Fallanalyse
Mangelndes Selbstwertgefühl, Hass, Schmerz im Os sacrum nach Koitus, Warzenbildung und Tendenz zu malignen Erkrankungen, Angst vor Krankheit zeigen Acidum nitricum an.

Verordnung
Acidum nitricum in der D12, 1-mal tgl. 5 Globuli

Verlauf
Schon wenige Tage später sehr positives Lebensgefühl. Das schlechte Gewissen ist weg, er wird wieder geselliger, geht nunmehr zum Erstaunen der Nachbarn und Anwohner wieder unter die Leute. Das Ellenbogengelenk ist sehr viel besser geworden. Die Rückenbeschwerden sind verschwunden.

Kontrolle nach 2 Jahren: weiterhin unverändert stabil. Er benötigt aber immer wieder Acidum nitricum, wenn er unleidlich wird und verspürt jedes Mal eine wesentliche und schnelle Besserung.

■ Fall 2: Dulcamara
(Wilkens)

Rheumatoide Arthritis, degenerative HWS-Veränderung

Anamnese und Untersuchungen
59-jährige Patientin mit der gesicherten Diagnose rheumatoide Arthritis, degenerative HWS-Veränderung. Die Patientin leidet seit sechs Jahren an einer chronischen Polyarthritis, vor allen mit Schmerzen an Handgelenken, die in den frühen Morgenstunden besonders stark auftreten. Es besteht eine starke Wetterabhängigkeit. HWS mit Rotationseinschränkung, Reklination aufgehoben, starke Deformierung der Gelenke, hauptsächlich im Bereich der Handwurzel. Ausgeprägte Druckempfindlichkeit der Gelenke. Druckschmerz über den großen Gelenken der Extremitäten. Zustand nach RSO des rechten Handgelenkes ohne wesentliche Besserung.

Medikamentös war sie auf Prednisolon 5 mg sowie MTX 20 mg einmal pro Woche subkutan eingestellt, ergänzend bei Bedarf COX-II-Hemmer. Rheumafaktor nach Einstellung mit Methotrexat bei 45 iU/ml. BKS 22/40.

Die rheumatischen Beschwerden seien nach mehrfachen Tonsilliiden vor sieben Jahren erstmalig aufgetreten. Begonnen habe es im rechten Sprunggelenk, später Übergreifen auf die Handgelenke und die Zervikalregion. Beschwerden besonders bei Wetterwechsel. Nach einer Tonsillektomie sein die Schmerzen zunächst für 1 Jahr besser gewesen. Aktuell stark geschwollene Handgelenke mit Ulnardeviation und deutlich eingeschränkter Greiffunktion.

Fallanalyse

Die Verbindung von chronischer Tonsillitis und sich daran anschließenden rheumatischen Beschwerden zeigt in der Regel Phytolacca an. Die erhebliche Wetterempfindlichkeit ist wegleitend für Rhododendron, evtl auch Formica. Die Mittel passen alle etwas, aber nicht so richtig, daher zunächst relativ unspezifischer Versuch mit der Weidenmistel Iscucin salicis A (1-mal/Woche) und Disci/Rhus toxicondendron, da ich mich noch unschlüssig weiß in der Verordnung.

Verlauf

Hierunter weitere Stabilisierung des Befundes. Bei zwischenzeitlichen Verschlechterungen im ersten Jahr häufig Gabe von Apis D6 oder auch Belladonna D6 bzw Phytolacca D6 (Ursprung der Erkrankung von den Tonsillen). Die Handgelenke schwellen insgesamt nicht mehr so stark an und zeigen sich kaum noch ödematös geschwollen. Nach einem Jahr der parallelen Behandlung vorsichtiger Versuch, Methotrexat abzusetzen.

Daraufhin weitere Verbesserung des Allgemeinbefundes, parallel auch fast kompletter Wegfall der ödematösen Schwellung des rechten Handgelenkes. Das linke Handgelenk zeigt sich nunmehr gänzlich stabil. Das rechte HAG bleibt überwärmt und bei Wetterwechsel bestehen die Nackensteifigkeit und die Schmerzzunahme weiter.

Ein Jahr später klagt sie über eine akute Zystitis. Im Gespräch gibt sie an, schon früher öfters unter Zystitiden gelitten zu haben. Auch kalte Füße und Kniegelenke seit Jahren.

Nun ergänzend zu den 1x/Woche durchgeführten Injektionen mit der Weidenmistel Dulcamara D12 1-mal tgl. 5 Globuli.

Hierunter zeigt sich eine weitere Abnahme der Wetterempfindlichkeit, der Blasenempfindlichkeit und der Überwärmung des Handgelenkes,

das sich nunmehr fast gänzlich unauffällig zeigt. Parallel weitere Normalisierung des CRP von 5 auf 1 und Rückgang der Rheumafaktoren auf Werte unter 20 IU/ml.

■ Fall 3: Ignatia

(Wilkens)

Chronische HWS- und BWS-Verspannungen

Anamnese und Untersuchungen

40jährige Patientin mit chronischen HWS- und BWS-Verspannungen, Skoliose, Tinnitus. Patientin leidet seit einigen Jahren über starke Verspannungen innerlich und äußerlich. Diese betreffen vornehmlich die HWS und die BWS. Vielfaches Einrenken und auch Kuraufenthalte führten zu keiner wesentlichen Besserung. Krampfartige Zustände, nicht nur im physischen sondern auch im seelischen Bereich bestehen. Sie sei ein sehr pflichtbewusster, tatkräftiger Mensch, der alles für seine Firma mache. Sie könne sich einfach nicht selber entspannen. Durch eine psycho-therapeutische Behandlung sei ihr klar geworden, dass in ihren Herzkammern „vieles verstaubt ist". Sie trägt schwarze Kleidung, ist obergenau, ihren Angaben zufolge 150%ig und bestraft sich selber. Heulattacken. Manchmal fällt ihr auch etwas aus der Hand. Sie hat gelegentlich das Gefühl, als ginge sie auf Wolken. Sie verträgt keinen Alkohol und hat oft das Gefühl, dass die Muskeln schrumpfen.

Die Mutter war noch nie zu ihr zärtlich. Sie war sehr gut in der Schule, Klassenbeste und auch Jahrgangsbeste. Als Kind sehr geschmollt, weil ihre Eltern ihre Leistung nicht anerkannt haben. Jetzt muss sie auch ihrem Mann immer wieder den Rücken stärken. Sie ist unsportlich. Sexuell eher lustlos. Seit einigen Monaten leidet sie unter Ohrrauschen mit Schwindel. Unkonzentriert, wenn sie etwas liest, sie versteht das Gelesene nicht mehr, wie Watte vor den Ohren. Sie hat das Gefühl, wie ferngesteuert zu sein. Wenn sie sich auf ihre Beschwerden konzentriert, werden diese noch schlimmer. Bei Wetterumschwung klagt sie über Schwindel. Bei warmen Wetter ist die Reizbarkeit gesteigert. Skoliose der LWS. Leichte Schwellung der Unterlider und auch im Gesichtsbereich. Helles metallisches Rauschen im linken

Ohr. HNO-ärztlich gesicherte Hochtonschwäche. Gefühl, sie kippt nach rechts über beim Schwindel. Viel Alkohol und Nikotin seit Jahren. Sie betäubt sich damit, obwohl sie den Alkohol nicht verträgt.

Fallanalyse

Hohes Pflichtbewusstsein, starke Verkrampfungen und Ehrgeiz weisen schon primär auf die Logoniaceen hin. Heulattackenneigung und die Unverträglichkeit von Alkohol bestätigen den Gedanken an Ignatia.

Verordnung

Ignatia LM 6 1-mal tgl. 10 Tropfen

Verlauf

Wiedervorstellung nach sechs Wochen. Die Rückenschmerzen zeigten sich schon nach wenigen Tagen wesentlich gebessert und treten in dieser heftigen Weise auch in den folgenden Jahren nicht mehr auf. Psychisch wird sie wesentlich stabiler. Sie nimmt die Dinge gelassener, verkrampft sich weniger und erlaubt sich selber nicht immer perfekt sein zu müssen. Sie ist ruhiger geworden und hat sogar mit ihrem Tinnitus „Frieden" geschlossen.. Dieser zeigt sich unverändert. Erst im Laufe der nächsten zwei Jahre auf Lac caninum, später Olivenit (= Cuprum arsenicosum) und Rubellit in höheren Potenzen sowie Tabacum D20 als s.c. Injektionen nuchal weitere Verbesserungen des Tinnitus, der jedoch nie ganz verschwindet.

▪ Fall 4: Magnesium chloratum
   (Wilkens)

Schwere Depression, chron. LWS-Beschwerden

Anamnese und Untersuchungen

55jährige Patientin, eine Landwirtin, klagt seit fast dreißig Jahren über stetige Depressionen und starke Rückenschmerzen, die sie arbeitsunfähig machen. Sie habe früh geheiratet und schnell drei gesunde Kinder geboren. Gleichwohl sei das Leben auf dem Bauernhof ihr nicht zuträglich gewesen, da sich alsbald herausstellte, dass ihr Mann doch mehr mit seiner Mutter als mit ihr verheiratet ist. Mit der Schwiegermutter sei es ein schweres Auskommen gewesen. Ihre eigene Mutter ist an einem M. Alzheimer, der Vater an einer Leukämie verstorben. Nach einem Bandscheibenvorfall vor vier Jahren erhebliche Verschlechterung der Depression, so dass sie vor einigen Monaten in einer psychiatrischen Klinik war. Einstellung auf Clomipramin 10 mg und Amipramin 100 mg.

Immerzu habe sie Angst. Im Körper besteht ein Gefühl wie von Feuer. Sie traut sich alleine nicht aus dem Hause, es besteht keinerlei Freude am Leben. Schlaflos bis 3.00 Uhr am Morgen. Die Rückenschmerzen, die beidseits bis zur Fußzehe reichen und sich morgens beim Aufstehen einstellen, bestehen trotz der Operation unverändert fort. Morgens sei sie wie gerädert und komme kaum aus dem Bett.

Fallanalyse

Depression, Mobbing, Schlaflosigkeit bis 3 Uhr sowie das Gefühl, am Morgen wie gerädert zu sein, sind typische Magnesium chloratum Symptome.

Verordnung

Magnesium chloratum LM 6 1-mal tgl. 10 Tropfen, dann weiter aufsteigende Potenzen bis zur LM 18. Parallel Reduktion von Amipramin auf 25 mg.

Verlauf

Schon drei Wochen später fühlt sie sich sehr viel besser und kann endlich wieder ein- bzw. durchschlafen. Verwundert habe sie festgestellt, dass sie selbständig in ein Cafe gegangen sei. Die Lebensfreude sei zurückgekehrt, sie bestelle wieder das Feld und habe sehr viel Freude an der täglichen Arbeit. Überraschend stellt sie fest, dass sie den ganzen Tag über arbeiten kann. Eigentlich fühle sie sich jetzt wieder so wie vor ihrer Heirat.

Nach einigen Monaten wird ihr klar, dass sie ihren Mann hasst und am liebsten umbringen würde! So anders können anfänglich sehr liebenswürdige Patienten im Genesungsprozeß werden! Verlaufsbeobachtung vier Jahre.

▪ Fall 5: Rhus toxicodendron
(Wilkens)

Akute Schulterschmerzen

Anamnese und Untersuchungen
45-jähriger Patient kommt wegen akuten Schmerzen in die Praxis. Schulterschmerzen seit 2 Wochen rechts oberhalb der Scapula infolge Arbeitsüberlastung, die er aber ignoriert hat. Er beschreibt die Schmerzen als ein starkes Ziehen, wie wenn die Muskeln und Sehnen zu kurz wären, und kann den Arm kaum bewegen, aber auch nicht liegen. „Höllischer Schmerz" beim Liegen. Er hat Tränen in den Augen vor Schmerz. Seit zwei Nächten sei er stetig auf gewesen. Gehen bessert den Schmerz. Er muss dabei den Arm verschränkt halten. Vom Orthopäden ist bereits eine Tendinitis diagnostiziert worden. Injektionen mit Cortison und Ibuprofen erbrachten bisher keine Besserung.

Fallanalyse
Ziehende Schmerzen, nächtliche Verschlimmerung, Bewegung bessert sind typische Zeichen für Rhus toxicodendron.

Verordnung
s.c. Injektion Rhus toxicondendron D15 sofort in den Schultergürtel und Verordnung von Rhus toxicodendron D12.

Verlauf
Sofortige Besserung, so dass er die Praxis fünf Minuten später bereits schmerzfrei im Schultergürtel verlässt. Im weiteren Verlauf dafür krampfartige Schmerzen im Oberarm oberhalb des Ellenbogens, die er so bereits vor der akuten Erkrankung vor zwei Wochen gehabt hat. Hier mit einer Ampulle Cuprum aceticum comp. schnelle weitere Besserung. Er kann wieder ruhig schlafen und sich tief erholen.

▪ Fall 6: Vipera berus
(Wilkens)

Chronischer Lumbago, pAVK III b beidseits sowie Zustand nach arteriellem Verschluss vor 25 Jahren

Anamnese und Untersuchungen
Bei der 50-jährigen Patientin, einer Nichtraucherin, hat vor 25 Jahren der linke Fuß plötzlich zu schmerzen begonnen, die Zehen verfärbten sich weiß. Es erfolgte eine sofortige notfallmäßige operative Versorgung mit Embolektomie und Anlage eines Bypass. Postoperativ seien nach vierzehn Tagen blaue Flecke am gesamten Integument aufgetreten. Seither bestehen wahnsinnige, plötzlich einschießende Kreuzschmerzen. Es besteht ein Gefühl in den Füßen wie in zu engen Schuhen. Sehr starke Beschwerden im Kreuz und in der Brustwirbelsäule mit plötzliche Unfähigkeit, auch nur einen Schritt weiter zu laufen. Starke Schweißneigung. Ein sehr hoher Cholesterinspiegel sei bekannt. Auf die Einnahme eines Cholesterinhemmers kam es zu Wassereinlagerungen, weshalb die Behandlung abgebrochen wurde. Starke depressive Neigung. Sie ist antriebslos, Ein Rentenantrag läuft. Sie kann viel weinen, viele Alpträume, Angstzustände, nachts wie Wahnzustände. Sie friert viel von innen heraus. Kalte Nase. Sie fühlt sich wohl in der Wärme, hoher Blutdruck.

Fallanalyse
Das zu suchende Mittel muss eine Beziehung zur Gefäßprozessen und der Gerinnung (paVK, blaue Flecken) und zu den Beengungsgefühlen in den Füßen sowie den einschießenden Schmerzen mit Versagen der Kräfte haben.

Verordnungen und Verlauf
1. Verordnung: Ferrum picrinicum versuchsweise aufgrund des Symptoms: plötzliches Versagen der Kräfte und Amara-Tropfen zur Appetitsteigerung. Ergänzend Secale/Bleiglanz als zentrales Mittel der anthroposphischen Medizin bei pAVK.

Wiedervorstellung nach 1 Monat: Die Verdauung zeigt sich bereits besser. Die Patientin hat zugenommen, aber weiter heftige Kreuzschmerzen. Das Laufen sei nicht verbessert, sie verträgt nur wenig Essen, schwitzt nach wie vor viel.

2. Verordnung: Acidum sulfuricum aufgrund der Symptome Schwäche, Schweiß und Neigung zu blauen Flecken.

Wiedervorstellung 1 Monat später: Unverändert. Sie schwitzt viel bei leichter Anstrengung. Sie fühlt sich sehr warm an, benötigt offene Fenster. Starker Schmerz im Kreuzbereich. Gefühl, als ob ihr die Beine nicht gehören. Alpträume, dass ihr das Bein abgenommen wird. Laufstrecke max. 500 m ohne Beschwerden.

3. Verordnung: Umstellung auf Vipera berus D30 2-mal/Woche als Globuli und noch in der Praxis subkutane Injektion als D12 aufgrund der Symptome starker Schweiß, benötigt offene Fenster, der Neigung zu blauen Flecken und der Ätiologie: plötzlicher Verschluss der Gefäße der unteren Extremitäten. Extreme Schmerzen bei Gefäßprozessen.

Hierauf zunehmende Verbesserung, die Schmerzen im Kreuz lassen gänzlich nach, sie fühlt sich auch psychisch wesentlich besser. Sie trainiert nordic walking und vermag alsbald ca. 10 km ohne Schmerzen zu laufen. Das Rentengutachten gibt sie zurück. Die Beine werden deutlich besser durchblutet. Ein Absterben der Zehen findet sich nicht mehr. Verlaufsbeobachtung 5 Jahre.

■ Fall 7: Calcium carbonicum

(Wassily)

Rheumatisch-neuralgische Schmerzen

Ein Herr von 30 Jahren leidet an rheumatisch-neuralgischen Schmerzen in Schulter- und Rückenmuskeln, die schon seit drei bis vier Wochen bestehen, mehr links als rechts. Die Schmerzen werden durch Kälte verschlimmert und durch Wärme gebessert, treten tags und nachts auf, sind von einer Erkältung im Nassen entstanden. Der Mann ist von phtisischem Habitus, hustet bisweilen, hat helles Haar, blaue Augen, kalte Füße, oft nasskalt. Beim Warmwerden brennen sie unangenehm; er ist leicht erkältet. Er ist etwas schwerhörig, hatte als Kind Ohreiterung. Der Magen ist auch nicht ganz in Ordnung, meint er, da er zuweilen an Sodbrennen und saurem Aufstoßen leide und volles Gefühl in der Gegend der Herzgrube empfinde. Der objektive Befund zeigt raues At-

men über den oberen Lungenlappen, die Magengrube ist druckempfindlich, im Verhältnis zu der Magerkeit ist der Leib dick.

Calcium carbonicum war das Mittel, welches die Schmerzen in Schulter und Nacken beseitigte, die Magenbeschwerden behob und das Allgemeinbefinden besserte. (Wassily 1929)

■ Fall 8: Calcium fluoricum

(Vogt)

Struma, Spondylosteochondrose der HWS, tonsilliärer Fokalinfekt

Vogt berichtet über eine 56-jährige robuste Bäuerin mit Ausbildung eines Strumas und drückenden und ziehenden Schmerzen in der linken Hals- und Wangenseite. Der ganze Nacken links war hochgradig zugempfindlich, beim Aufstehen morgens waren Schulter und Nacken steif und krachten vor allem links. Es bestand eine chronische Tonsillitis sowie Parästhesien des linken Unterarms und der Finger, ausgeprägte schmerzhafte Varizen links mehr als rechts, so dass nach Vogt ein Mischbild aus einer Spondylosteochondrose der Halswirbelsäule und einem tonsilliären Fokalinfekt vorlag. Dieses entspricht exakt dem Calcium fluoratum Bild.

Unter Calcium fluoratum D12 trat eine messbare Verkleinerung des Strumas im Halsumfangs von 40,5 auf 38 cm auf. Deutliche Stabilisierung auch des Nacken und des Halses und des linken Armes. (Vogt 1965)

■ Fall 9: Calcium fluoratum

(Vogt)

Ischialgie

Vogt berichtet über einen Beamten in mittleren Jahren mit quälenden Kreuzschmerz, kombiniert mit linksseitigem Ischias und Krampfaderschmerzen. Wenn er sich an seinen Schreibtisch setzte, musste er zunächst im Sitzen das Kreuz eine Weile nach vorne und hinten bewegen, um seine Schmerzen erträglich zu halten. In ähnlicher Weise versuchte er wieder gehfähig zu werden. Die Röntgenuntersuchung ergab die übliche Diskopathie der Lendenwirbelsäule, wodurch auch die linksseitige Ischiassyndrom als Teilerscheinung der Nervenwurzelreizung erklärt war.

Infolge des schlaffen Turgors, des relativ frühzeitigen Bandscheibenverschleißes, der Linksbezogenheit und der Besserung durch Wärme und Verschlimmerung durch Kälte erhielt er Calcium fluoratum D12 zweimal zwei Tabletten täglich. Patient erreichte schnell komplette Schmerzfreiheit und volle Arbeitsfähigkeit. (Vogt 1965)

- **Fall 10: Rhus toxicodendron**
  (Andrei Golovatiouk)

LWS-Schmerzen

Patient, 65 Jahre alt, bekommt nach Baden in kaltem Wasser und anschließend langem Flug von Sibirien nach Deutschland ziehenden Schmerz in der LWS, mittig, der vor allem beim Aufstehen vom Sitzen oder Liegen und beim Aussteigen aus dem Auto unerträglich wird. Nach wenigen schwierigen Schritten wird der Schmerz besser. Wärmeanwendungen bessern.

Fallanalyse

Beginn der Schmerzen nach kaltem Baden und langem Sitzen, Besserung durch fortgesetzte Bewegung und Wärme, Verschlechterung beim Aufstehen und zu Beginn der Bewegung zeigen eindeutig Rhus toxicodendron an.

Verordnung

Der Patient bekommt Rhus toxicodendron C30. In ein paar Stunden bessert sich der Schmerz erheblich, nach ein paar Tagen ist der Patient beschwerdefrei.

Interessant ist, dass dieser Patient später wegen anderen Beschwerden Calcium fluoricum mit Erfolg bekommt. (Cacium fluoricum hat viele Ähnlichkeiten mit Rhus toxicodendron und wird oft als chronisches Mittel danach gegeben.)

13   Studienlage

13.1   Verlaufsstudie Klassische Homöopathie

Claudia Witt

Im Rahmen einer prospektiven Beobachtungsstudie (Witt 2005) wurden 128 Patienten mit Rückenschmerzen (64% Frauen und 36% Männer, mittleres Alter 43 Jahre) von erfahrenen Ärzten mit Klassischer Homöopathie behandelt. Die Patienten litten unter chronischen Rückenschmerzen, die im Durchschnitt seit 10 Jahren bestanden. Die Studie sollte über einen Zeitraum von 2 Jahren untersuchen, wie eine homöopathische Behandlung bei Patienten mit chronischen Rückenschmerzen abläuft und ob es zu einer Besserung der Schmerzen kommt.

Bereits nach drei Behandlungsmonaten reduzierte sich die Schwere der Rückenschmerzen um fast 40%. Auch nach 12 und 24 Monaten ließen sich weitere Verbesserungen beobachten, so dass über die 24 Monate die Schwere der Rückenschmerzen im Mittel um über 60% reduziert werden konnte (**Abb. 6**).

Die Behandlung der 128 Patienten erfolgte nach den Grundsätzen der Klassischen Homöopathie, so dass zu jedem Behandlungszeitpunkt die individuell passende Arznei für die Gesamtsymptomatik des Patienten ausgewählt wurde. Änderte sich während des Behandlungsverlaufs die Gesamtsymptomatik, wurde ggf. eine andere Arznei verabreicht. Die Erstanamnese hat im Durchschnitt zwei Stunden gedauert. Während der 24 Monate hatten die Patienten im Mittel sieben Kontakte mit ihrem homöopathischen Arzt, die Hälfte davon telefonisch. Die Anzahl der während des Studienzeitraums verabreichten homöopathischen Arzneimittel variierte von Patient zu Patient und lag im Mittel bei sieben verschiedenen Arzneimitteln. Abhängig von der Erkrankung des Patienten, der homöopathischen Arznei und der Potenzstufe kann eine sog. homöopathische Erstverschlimmerung auftreten, d. h. dass es vorüber-

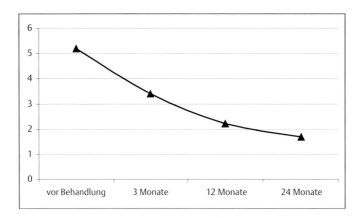

Abb. 6 Einschätzung der Schwere der Rückenschmerzen durch die Ärzte auf einer Skala von 0 – 10 (0 = keine Rückenschmerzen und 10 = maximal schwere Rückenschmerzen).

gehend zu einer Verschlimmerung der bestehenden Symptomatik kommen kann. In unserer Studie wurde eine Erstverschlimmerung nach 38 % aller Arzneimittelgaben beobachtet.

Zur Behandlung der chronischen Rückenschmerzen wurde eine große Zahl unterschiedlicher homöopathischer Arzneimittel verwendet. Jedoch wurden bei 60 % der Arzneimittelgaben, die von den Ärzten als erfolgreich eingeschätzt wurden, nur 15 verschiedene homöopathische Arzneimittel verwendet (**Tab. 3**).

Die Arzneimittel wurden in sehr unterschiedlichen Potenzstufen verwendet. In der vorliegenden Studie wurde im Schwerpunkt mit sog. Hochpotenzen behandelt. In etwa einem Drittel aller Arzneimittelgaben wurde eine C200 verabreicht, gefolgt von einer C1000 (**Abb. 7**).

13.2 Vergleich von Klassischer Homöopathie und standardisierter Physiotherapie

Johannes Wilkens

In einer Studie (Gmünder 2002) wurde die Wirkung von klassischer Homöopathie im Vergleich mit standardisierter Physiotherapie bei der Behandlung von chronischen Kreuzschmerzen untersucht.

Diese Pilotstudie zeigte erstmalig den positiven Einfluss einer homöopathischen Therapie auf die Rückenschmerzen. Es waren 43 Patienten mit chronisch unspezifischen Rückenschmerzen entweder mit Physiotherapie oder klassischer Homöopathie über die Dauer von 8 Wochen behan-

Tab. 3 Die 15 häufigsten Arzneimittel, die erfolgreich bei Rückenschmerzen verwendet wurden.

Arzneimittel	Anzahl Patienten	% Anteil an Arzneimittelgaben
Causticum	27	7,1
Sulphur	26	6,8
Sepia	23	6,0
Aurum metallicum	20	5,2
Nux vomica	19	5,0
Natrium muriaticum	17	4,5
Zincum	15	3,9
Lycopodium	12	3,1
Pulsatilla pratensis	12	3,1
Carcinosinum	11	2,9
Medorrhinum	11	2,9
Phosphoricum acidum	11	2,9
Phosphorus	11	2,9
Staphisagria	10	2,6
Arsenum album	8	2,1

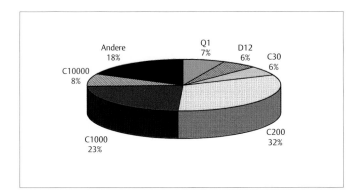

Abb. 7 Häufigkeit der verwendeten Potenzen der homöopathischen Arzneimittel bei Rückenschmerzen.

delt worden. Klinische Untersuchungen erfolgten zu Beginn, nach 8 Wochen und nach durchschnittlich 18,5 Monaten nach Therapie-Ende. Die homöopathische Behandlung erfolgte nach individueller Abklärung innerhalb von zwei Therapiesitzungen unter der Supervision eines erfahrenen homöopathischen Arztes. Bei Studienbeginn, nach 8 Wochen und nach 18,5 Wochen wurden Ostwestry-Fragebögen ausgefüllt. Die Beschwerden wurden mit einer VAS in den Wochen 1 und 8 und nach 18,6 Monaten festgehalten. Eine homöopathische Therapie erhielten 18, eine physiotherapeutische Therapie 19 Patienten. Zwischen den beiden Gruppen gab es keine Unterschiede bezüglich der Dauer der Rückenschmerzen, des Alters und des Geschlechtes. Die Rückenschmerzen bestanden seit mehreren Jahren. Im Ergebnis zeigte sich eine signifikante Verbesserung im Ostwestry um 6,3 in der Homöopathiegruppe gegenüber -0,5 in der Physiotherapiegruppe nach 8 Wochen. Hingegen lag die Differenz in der VAS bei beiden Gruppen gleich um 15, damit war in beiden Gruppen eine statistisch signifikante Verbesserung eingetreten. Nach 18,5 Monaten war hingegen keine Differenz mehr zwischen beiden Gruppen zu finden.

Literatur

anonymous: Einige Mittel, die bei Rücken-Weh in Betracht kommen. AHZ. 1902; 144(13–14): 107–109.

anonymous: Rückensymptome in Bezug auf die Menstruation. AHZ. 1899; 138(21–22): 172–173.

Altenbach M: Eine chronische Behandlung – Sulfuricum acidum. ZKH. 2004; 48(3): 109–116.

Atkinson JH et al: Prevalence, onset, and risk of psychiatric disorders in men with chronic low back pain: a controlled study. Pain. 1991. 45: 111–121.

Basler H-D: Chronischer Rückenschmerz. In: Hoefert H-W, Kröner-Herwig B: Schmerzbehandlung. München: 1999: 62–76.

Beham A: Die Anwendung der Harpagophytum-Wurzel bei rheumatischen Erkrankungen. AHZ. 1971; 216(5): 204–208.

Bönninghausens Therapeutisches Taschenbuch. Hrsg. von Gypser KH. Stuttgart: Sonntag; 2000.

Boericke W: Handbuch der homöopathischen Materia medica. Stuttgart: Haug; 2004.

Boger CM: A synoptic key of materia medica. New Delhi: B Jain Publishers; 1987.

Christ B: Entwicklung der cervico-occipitalen Übergangsregion. In: Hinrichsen KV (Hrsg.): Humanembryologie. Heidelberg: Springer; 1990: 831 ff.

Clarke JH: Der neue Clarke, Band 1–4. Bielefeld: Stefanovic; 1990.

Der kleine Pauly. München: 1979.

Dewenter W: Die Ranunculaceen in der Homöopathie. AHZ. 1957; 202(2): 55.

Dubiez: Die Behandlung der Cervalgien, Dorsalgien und Lumbalgien. AHZ. 1961; 206(2): 73–84.

Elies MKH: Akupunktur und Homöopathie bei Lendenwirbelsäulenbeschwerden. Tpk. 1991; 5(7/8): 364–371.

Endres HG, Norbert V, Haake M, Witte S, Streitberger K, Zenz M: Akupunktur bei chronischen Knie- und Rückenschmerzen. Deutsches Ärzteblatt. 2007; 104(3): S113–120.

Glaeske G: Schmerzmittelkonsum 1996 in der Bundesrepublik Deutschland. In: Hoefert H-W, Kröner-Herwig B: Schmerzbehandlung. München: 1999.

Goullon H: Ein ungewöhnlicher Krankheitsfall mit glücklichem Ausgange. AHZ. 1873; 86(17): 131–133.

Goullon H: Kurze Mittheilungen aus der Praxis. AHZ. 1868; 76(14): 109–110.

Gross: Natrum muriaticum in seinen Beziehungen zum Cerebrospinalsystem (Forsetzung). AHZ. 1860; 61(11): 84–85.

Haehl E: Bewährte homöopathische Mittel bei Kreuzschmerzen der Frauen. AHZ. 1934; 182(3): 123–125.

Haustein: Erfahrungen aus der Praxis. AHZ. 1853; 46(6): 93.

Hencke K: Nux vomica (Fortsetzung). AHZ. 1872; 84(21): 163–165.

Hencke K: Praktische Bearbeitung der Arnica montana (Fortsetzung). AHZ. 1873; 87(9): 67–69.

Hinrichsen KV (Hrsg.): Humanembryologie. Heidelberg: Springer; 1990.

Hug C, Krüger A, Achtzehn H-J: Vipera. http://www.verlag-medizinischesforum.de//archiv/He27/27Vip.htm.

Kant H: Therapeutische Erfahrungen mit Harpagophytum-Injektionen. Vortrag Freudenstadt 1978 sowie mündliche Mitteilung bei ICE 7, Köthen, 8.–11. November 2007.

Keel P: Chronische Kreuzschmerzen und ihre Prävention. Schweizerische Ärztezeitung. 1997; 78: 1884–1887.

Keller G von: Sulfur und das sogenannte Heringsche Gesetz über die Richtungen. AHZ. 1980; 225(1): 2–12.

Keller G von: Die Rückenschmerzen bei Kalium carbonicum. AHZ. 1980; 225(3): 97–101.

Keller G von: Chelidonium und die Organotropie. AHZ. 1979; 224(6): 217–227.

Kent JT: Kents Arzneimittelbilder. Heidelberg: Haug; 1985.

Kent JT: Kents Repertorium der homöopathischen Arzneimittel. Neu übers. u. hrsg. von G. v. Keller und J. Künzli von Fimmelsberg. 14. Aufl. Heidelberg: Haug 1998.

Kerényi K: Die Mythologie der Griechen. München: Deutscher Taschenbuch Verlag; 1966.

Klinger R, Maier Ch: Opioide zur Behandlung chronischer, nicht tumorbedingter Schmerzen. In: Hoefert H-W, Kröner-Herwig B: Schmerzbehandlung. München: 1999.

Köhler G: Lehrbuch der Homöopathie. Band 1: Grundlagen und Anwendung. 8. Aufl. Stuttgart: Hippokrates; 2003.

Le Douarin NM: Cell line segregation during peripheral nervous system ontogeny. Science. 1986; 231: 1515–1522.

Löbisch K, Trabold G, Schweizer M: Vipera berus. Homöopathische Einblicke. 1998; Heft 34.

Mader F, Weißgerber H: Allgemeinmedizin in der Praxis. 4. Aufl. Berlin: 2002.

Madejsky M: Schlangenmythos und Heilkunst. Naturheilpraxis. 1997; Heft 11.

Mangialavori M: Magnesiumsalze – Themen und Kasuistiken. Teil 1. HZ. 2002; (2): 32 – 50.

Mangialavori M: Magnesiumsalze – Themen und Kasuistiken. Teil 2. HZ. 2003; (1): 72 – 88.

Meier J, Rauber-Lüthy C, Kupferschmidt H: Aspisviper (Vipera aspis) und Kreuzotter (Vipera berus): die medizinisch bedeutsamen Giftschlangen der Schweiz, 2. Teil: Vorbeugung, Erste Hilfe und Behandlung von Bissunfällen. Schweizer Med Forum. 2003; 34.

Meng H. (Hrsg.), Cornelius, Egloff, Kern, Stemmer, Stiegele: Kreuzschmerzen, ihre Deutung und Behandlung. Stuttgart: Hahnemannia; 1925: 1 – 48 (Wissenschaftliche Abhandlungen zum Studium der Homöopathie, der Konstitutionslehre und ihrer Grenzgebiete; Bd. 2).

Menhard K: Durch Wärme an kalte Orte verlagerte Schmerzen. Dt J Hom. 1988; 7(2): 122 – 123.

Mezger J: Gesichtete homöopathische Arzneimittellehre. 11. Aufl. Heidelberg: Haug; 1995.

Michels H-L: Himmel und Hölle – Opium in der Literatur und im vorgeburtlichen Erleben. AHZ. 2004; 249(6): 291 – 295.

Mossa: Zu v. Grauvogl's carbonitrogener Körperconstitution (Schluss). AHZ. 1874; 89(9): 68 – 69.

Mössinger P: Beiträge zu einem Neuaufbau der praktischen Medizin. Ulm: Haug; 1964: 225.

Müller B: Sulphur. Dt J Hom. 2003; 18(4): 283 – 286.

Munneke: Homöopathische Heilungen aus traumatischen Ursachen entstandener Leiden des Fußgelenks durch innerliche und äußerliche Anwendung der Arnikatinktur (Fortsetzung). AHZ. 1836; 9(6): 87 – 92.

Natterer G: Aus der orthopädischen Praxis: Über die medikamentöse Behandlung der Wirbelsäule. Weleda Korrespondenzblätter für Ärzte. 1984; 110: 36 – 51.

Oiste von: Phytolacca decandra. Dt Z Hom. 6 = 44(5), 1927, S. 253 – 259.

Pelikan W: Heilmittel aus dem Tierreich. Korrespondenzblätter für Ärzte. 1960; Heft 42 (Arlesheim).

Phatak SR: A concise repertory of homeopathic medicines. 3. Aufl. New Delhi: B Jain Publishers; 1982.

Pötters H: Rückenschmerzen. Dt J Hom. 1986; 5(4): 343 – 344.

Pope AC: Ein Fall, der eine der Wirkungen der Silicea bestätigt. AHZ. 1871; 83(5): 42.

Roemer F: Die Disci Präparate der Wala/das WALA-Konzept. In: Medizinisches Seminar Bad Boll (Hrsg.): Anthroposophische Medizin in der Praxis 2, Kapitel: Anthroposophische Heilmittel für die Rückenbehandlung. Bad Boll: Natur-Mensch-Medizin; 2002: 262 – 324.

Roemer F: Wirbelsäulenerkrankungen. 3. Aufl. WALA med, Informationen für Ärzte. Bad Boll: Wala; 2006.

Sattler J: Kopfschmerz und Kreuzschmerz. Dt J Hom. 1986; 5(4): 386.

Scarle WS: Ueber Coccygodynie. AHZ. 1872; 84(10): 76 – 78.

Schelling JJ: Chronische Rückenschmerzen. AHZ. 1841; 19(13): 193 – 196.

Schirmer R: Die homöopathische Behandlung von Kreuzschmerzen bei gynäkologischen Erkrankungen. DHM. 1952; 3(7/8): 105 – 110.

Schlegel E: Religion der Arznei. Regensburg: 1987.

Schlüren E: Homöopathie in der Frauenheilkunde. Heidelberg: Haug; 1987.

Schneider J: Osteomyelosklerose und Osteomyelofibrose. Dt J Hom. 1990; 9(3): 243 – 245.

Schuster B: Bambus in der Praxis. Homöopathische Arzneimittelprüfung, Praxisanwendung, Kasuistiken. Weilburg: Verlag für Homöopathie; 1996.

Schuster B: Harpagophytum procumbens (Harp.), die Teufelskralle. Weilburg: Verlag für Homöopathie; 2001

Soldner G, Stellmann M: Individuelle Pädiatrie. Stuttgart: Wissenschaftliche Verlagsgesellschaft; 2001.

Spannagel H: Ärzte-Informationsblatt Nr 2, November 1975.

Spannagel H: Placeboeffekte? Wirkung wissenschaftlich nicht allgemein anerkannter Heilmittel anthroposophischer Herkunft. Beiträge zu einer Erweiterung der Heilkunst. 1983; 36(2).

Stangier E: Kreuzschmerzen. Dt Z Hom. 22 = 59(6/7), 1943, S. 142 – 151.

Steiner R: Meditative Betrachtungen und Anleitungen zur Vertiefung der Heilkunst (GA 316). Dornach: Rudolf Steiner Verlag; 1980.

Steiner R: Die Theosophie des Rosenkreuzers (GA 99). Dornach: Rudolf Steiner Verlag; 1985.

Steiner R: Geisteswissenschaft und Medizin. Dornach: Rudolf Steiner Verlag; 1990.

Steiner R: Eine okkulte Physiologie. Dornach: Rudolf Steiner Verlag; 1996.

Steiß JO et al: Monatsschrift Kinderheilkunde. 2000; 148 (4) 354–356.

Stübler M: Die Behandlung chronsicher Gelenkerkrankungen mit Harpagophytum. AHZ. 1987; 232 (2): 60–62.

Tegeler J: Der Einsatz von Psychopharmaka in der Schmerztherapie. In: Hoefert H-W, Kröner-Herwig B: Schmerzbehandlung. München: 1999.

Tietzer: Eine interessante Heilung. AHZ. 1856; 53(10): 74–76.

Töndury G, Tillmann B: Rumpf. In: Leonhardt H, Tillmann B, Töndury G, Zilles K (Hrsg.): Rauber/Kopsch: Anatomie des Menschen. Bd. 1: Bewegungsapparat. Stuttgart: Thieme; 1987.

Verhulst J: Der Erstgeborene. Mensch und höhere Tiere in der Evolution. Stuttgart: Freies Geistesleben; 1999.

Voegeli A: Die rheumatischen Erkrankungen. 6. Aufl. Heidelberg: Haug; 1988.

Vogel H-H: Wege der Heilmittelfindung. Bad Boll: Natur-Mensch-Medizin; 1994.

Vogt P: Calcium fluoratum. AHZ. 1965; 210(7): 297–303.

Voisin H: Die vernünftige kritische Anwendung der Homöopathie. Ulm: Haug; 1960.

Wassily: Über Calcarea Carbonica und seine Anwendung in der Homöopathischen Therapie. Dt Z Hom 8 = 46(12), 1929, S. 301–304.

Weinstein SL, Dolan LA, Spratt KF, Peterson KK, Spoonamore MJ, Ponseti IV: Health and Function of Patients With Untreated Idiopathic Scoliosis: A 50-Year Natural History Study. JAMA. 2003; 289: 559–567. Zitiert bei Meyer Karl C. http://www.neuro24.de/ruckenschmerz.htm.

Wilkens J: Vipera – die Kreuzotter. Erfahrungsheilkunde. 2005; 54: 787–795.

Witzig F: Baptisia. Dt J Hom. 1990; 9(2): 158–159.

Klinische Studien

Gärtner C: Der akute muskuläre Okzipitalschmerz. Therapiestudie mit lokalen Infiltrationen von Gelsemium compositum. Der Merkurstab. 1999; 52(4): 244–245.

Gmünder R, Kissling R: Die Wirkung von klassischer Homöopathie im Vergleich mit standardisierter Physiotherapie bei der Behandlung von chronischen Kreuzschmerzen. Z Orthop Grenzgeb. 2002; 140: 503–508.

Härter D: Vergleich von Akupunktur und paravertebralen Injektionen in der Behandlung von Lumboischialgien. Aku. 1995; 23(1): 30–35.

Hui Bon Hoa J: Low back pain: Experience in homoeopathic treatment. Brit Hom J. 1975; 64(2): 2–77.

Stam C, Bonnet MS, Haselen RA van: The efficacy and safety of a homeopathic gel in the treatment of acute low back pain. A multi-centre, randomised, double-blind comparative clinical trial. Brit Hom J. 2001; 90(1): 21–28.

Witt CM, Lüdtke R, Baur R, Willich SN: Homeopathic Medical Practice: Long-term results of a Cohort Study with 3981 Patients. BMC Public Health. 2005; 5: 115.

Arzneimittelverzeichnis

Sachverzeichnis

Schmerzhafte Erkrankungen des Bewegungssystems

natürlich behandeln

Solum Inject

- Moorextrakt stärkt die Abgrenzungsfähigkeit gegenüber äußeren Einflüssen
- Auszüge aus Rosskastanie und Ackerschachtelhalm wirken entstauend und ausleitend
- besonders empfehlenswert bei Wetterfühligkeit und rheumatischen Beschwerden

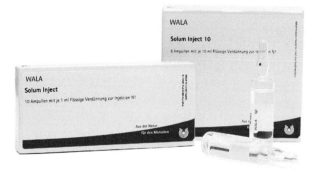

Solum Inject
10 Ampullen, 50 (5x10) Ampullen mit je 1 ml Flüssige Verdünnung zur Injektion. **Zusammensetzung:** 1 Ampulle enthält: Wirkstoffe: Aesculus hippocastanum e semine ferm 34c Dil. D11 (HAB, Vs. 34c) 0,1 g; Equisetum arvense ex herba ferm 35b Dil. D11 (HAB, Vs. 35b) 0,1 g; Solum uliginosum Dil D11 aquos. [HAB, SV 5b, Lösung D1 aus wässrigem Extrakt (1:5) aus Solum uliginosum] 0,1 g. (Die Bestandteile werden über drei Stufen gemeinsam potenziert.) Sonstige Bestandteile: Natriumchlorid, Natriumhydrogencarbonat und Wasser für Injektionszwecke. **Anwendungsgebiete:** gemäß der anthroposophischen Menschen- und Naturerkenntnis. Dazu gehören: Anregung der Wärmeorganisation und Harmonisierung der Empfindungsorganisation, z.B. bei Erkrankungen des rheumatischen Formenkreises, Wetterfühligkeit, Wirbelsäulensyndromen, Nervenschmerzen (Neuralgien). **Gegenanzeigen:** Keine bekannt. **Dosierung und Art der Anwendung:** Soweit nicht anders verordnet 2- bis 3-mal wöchentlich bis 1-mal täglich 1 ml subcutan injizieren. **Nebenwirkungen:** Keine bekannt.